"十二五"职业教育国家规划立项教材

国家卫生和计划生育委员会"十二五"规划教材

全国中等卫生职业教育教材

U0292772

供康复技术专业用

作业疗法

主　编　孙晓莉

副主编　马雪真

编　者（以姓氏笔画为序）

马雪真（大庆医学高等专科学校）

王　芳（湖南省长沙民政职业技术学院）

王亚宁（宝鸡职业技术学院）

刘　敏（湖北省咸宁市职业教育集团学校）

孙晓莉（宝鸡职业技术学院）

李　卓（北京卫生职业学院）

李霖毅（陕西省宝鸡市人民医院）

张四春（安徽省合肥职业技术学院）

人民卫生出版社

图书在版编目（CIP）数据

作业疗法/孙晓莉主编. —北京：人民卫生出版社,2015
ISBN 978-7-117-21695-1

Ⅰ.①作… Ⅱ.①孙… Ⅲ.①康复训练-综合疗法-
医学院校-教材 Ⅳ.①R493

中国版本图书馆 CIP 数据核字（2015）第 259500 号

| 人卫智网 | www. ipmph. com | 医学教育、学术、考试、健康，购书智慧智能综合服务平台 |
| 人卫官网 | www. pmph. com | 人卫官方资讯发布平台 |

作 业 疗 法

主 　编：孙晓莉
出版发行：人民卫生出版社（中继线 010-59780011）
地 　址：北京市朝阳区潘家园南里 19 号
邮 　编：100021
E - mail：pmph @ pmph. com
购书热线：010-59787592 010-59787584 010-65264830
印 　刷：北京铭成印刷有限公司
经 　销：新华书店
开 　本：787×1092 1/16 印张：13
字 　数：324 千字
版 　次：2016 年 1 月第 1 版 2023 年 1 月第 1 版第 10 次印刷
标准书号：ISBN 978-7-117-21695-1
定 　价：33. 00 元
打击盗版举报电话：010-59787491 E-mail：WQ @ pmph. com
质量问题联系电话：010-59787234 E-mail：zhiliang @ pmph. com

为全面贯彻党的十八大和十八届三中、四中、五中全会精神,依据《国务院关于加快发展现代职业教育的决定》要求,更好地服务于现代卫生职业教育快速发展的需要,适应卫生事业改革发展对医药卫生职业人才的需求,贯彻《医药卫生中长期人才发展规划(2011—2020年)》《现代职业教育体系建设规划(2014—2020年)》文件精神,人民卫生出版社在教育部、国家卫生和计划生育委员会的领导和支持下,按照教育部颁布的《中等职业学校专业教学标准(试行)》医药卫生类(第二辑)(简称《标准》),由全国卫生职业教育教学指导委员会(简称卫生行指委)直接指导,经过广泛的调研论证,成立了中等卫生职业教育各专业教育教材建设评审委员会,启动了全国中等卫生职业教育第三轮规划教材修订工作。

本轮规划教材修订的原则:①明确人才培养目标。按照《标准》要求,本轮规划教材坚持立德树人,培养职业素养与专业知识、专业技能并重,德智体美全面发展的技能型卫生专门人才。②强化教材体系建设。紧扣《标准》,各专业设置公共基础课(含公共选修课)、专业技能课(含专业核心课、专业方向课、专业选修课);同时,结合专业岗位与执业资格考试需要,充实完善课程与教材体系,使之更加符合现代职业教育体系发展的需要。在此基础上,组织制订了各专业课程教学大纲并附于教材中,方便教学参考。③贯彻现代职教理念。体现"以就业为导向,以能力为本位,以发展技能为核心"的职教理念。理论知识强调"必需、够用";突出技能培养,提倡"做中学、学中做"的理实一体化思想,在教材中编入实训(实验)指导。④重视传统融合创新。人民卫生出版社医药卫生规划教材经过长时间的实践与积累,其中的优良传统在本轮修订中得到了很好的传承。在广泛调研的基础上,再版教材与新编教材在整体上实现了高度融合与衔接。在教材编写中,产教融合、校企合作理念得到了充分贯彻。⑤突出行业规划特性。本轮修订紧紧依靠卫生行指委和各专业教育教材建设评审委员会,充分发挥行业机构与专家对教材的宏观规划与评审把关作用,体现了国家卫生计生委规划教材一贯的标准性、权威性、规范性。⑥提升服务教学能力。本轮教材修订,在主教材中设置了一系列服务教学的拓展模块;此外,教材立体化建设水平进一步提高,根据专业需要开发了配套教材、网络增值服务等,大量与课程相关的内容围绕教材形成便捷的在线数字化教学资源包,为教师提供教学素材支撑,为学生提供学习资源服务,教材的教学服务能力明显增强。

人民卫生出版社作为国家规划教材出版基地,有护理、助产、农村医学、药剂、制药技术、营养与保健、康复技术、眼视光与配镜、医学检验技术、医学影像技术、口腔修复工艺等24个专业的教材获选教育部中等职业教育专业技能课立项教材,相关专业教材根据《标准》颁布情况陆续修订出版。

康复技术专业编写说明

根据教育部2010年公布的《中等职业学校专业目录(2010年修订)》，康复技术专业(100500)的目的是面向基层医疗卫生机构、社区、残联及民政系统康复机构等，培养从事临床康复、社区康复和养老机构康复等工作，德智体美全面发展的高素质劳动者和技能型人才。人民卫生出版社积极落实教育部、国家卫生和计划生育委员会相关要求，推进《标准》实施，在卫生行指委指导下，进行了认真细致的调研论证工作，规划并启动了教材的编写工作。

本轮康复技术专业规划教材与《标准》课程结构对应，设置公共基础课(含公共选修课)、专业基础课、专业技能课(含专业核心课、专业选修课)教材。其中专业核心课教材根据《标准》要求设置共10种。

本轮教材编写力求贯彻以学生为中心、贴近岗位需求、服务教学的创新教材编写理念，教材中设置了"学习目标""病例/案例""知识链接""考点提示""本章小结""目标测试""实训/实验指导"等模块。"学习目标""考点提示""目标测试"相互呼应衔接，着力专业知识掌握，提高专业考试应试能力。尤其是"病例/案例""实训/实验指导"模块，通过真实案例激发学生的学习兴趣、探究兴趣和职业兴趣，满足了"真学、真做、掌握真本领""早临床、多临床、反复临床"的新时期卫生职业教育人才培养新要求。

本系列教材将于2016年7月前全部出版。

全国卫生职业教育教学指导委员会

第一届全国中等卫生职业教育康复技术专业教育教材建设评审委员会

全国中等卫生职业教育
国家卫生和计划生育委员会"十二五"规划教材目录

总序号	适用专业	分序号	教材名称	版次
1	护理专业	1	解剖学基础 **	3
2		2	生理学基础 **	3
3		3	药物学基础 **	3
4		4	护理学基础 **	3
5		5	健康评估 **	2
6		6	内科护理 **	3
7		7	外科护理 **	3
8		8	妇产科护理 **	3
9		9	儿科护理 **	3
10		10	老年护理 **	3
11		11	老年保健	1
12		12	急救护理技术	3
13		13	重症监护技术	2
14		14	社区护理	3
15		15	健康教育	1
16	助产专业	1	解剖学基础 **	3
17		2	生理学基础 **	3
18		3	药物学基础 **	3
19		4	基础护理 **	3
20		5	健康评估 **	2
21		6	母婴护理 **	1
22		7	儿童护理 **	1
23		8	成人护理(上册)- 内外科护理 **	1
24		9	成人护理(下册)- 妇科护理 **	1
25		10	产科学基础 **	3
26		11	助产技术 **	1
27		12	母婴保健	3
28		13	遗传与优生	3

续表

总序号	适用专业	分序号	教材名称	版次
29	护理、助产专业共用	1	病理学基础	3
30		2	病原生物与免疫学基础	3
31		3	生物化学基础	3
32		4	心理与精神护理	3
33		5	护理技术综合实训	2
34		6	护理礼仪	3
35		7	人际沟通	3
36		8	中医护理	3
37		9	五官科护理	3
38		10	营养与膳食	3
39		11	护士人文修养	1
40		12	护理伦理	1
41		13	卫生法律法规	3
42		14	护理管理基础	1
43	农村医学专业	1	解剖学基础 **	1
44		2	生理学基础 **	1
45		3	药理学基础 **	1
46		4	诊断学基础 **	1
47		5	内科疾病防治 **	1
48		6	外科疾病防治 **	1
49		7	妇产科疾病防治 **	1
50		8	儿科疾病防治 **	1
51		9	公共卫生学基础 **	1
52		10	急救医学基础 **	1
53		11	康复医学基础 **	1
54		12	病原生物与免疫学基础	1
55		13	病理学基础	1
56		14	中医药学基础	1
57		15	针灸推拿技术	1
58		16	常用护理技术	1
59		17	农村常用医疗实践技能实训	1
60		18	精神病学基础	1
61		19	实用卫生法规	1
62		20	五官科疾病防治	1
63		21	医学心理学基础	1
64		22	生物化学基础	1
65		23	医学伦理学基础	1
66		24	传染病防治	1

续表

总序号	适用专业	分序号	教材名称	版次
67	营养与保健专业	1	正常人体结构与功能 *	1
68		2	基础营养与食品安全 *	1
69		3	特殊人群营养 *	1
70		4	临床营养 *	1
71		5	公共营养 *	1
72		6	营养软件实用技术 *	1
73		7	中医食疗药膳 *	1
74		8	健康管理 *	1
75		9	营养配餐与设计 *	1
76	康复技术专业	1	解剖生理学基础 *	1
77		2	疾病学基础 *	1
78		3	临床医学概要 *	1
79		4	康复评定技术 *	2
80		5	物理因子治疗技术 *	1
81		6	运动疗法 *	1
82		7	作业疗法 *	1
83		8	言语疗法 *	1
84		9	中国传统康复疗法 *	1
85		10	常见疾病康复 *	2
86	眼视光与配镜专业	1	验光技术 *	1
87		2	定配技术 *	1
88		3	眼镜门店营销实务 *	1
89		4	眼视光基础 *	1
90		5	眼镜质检与调校技术 *	1
91		6	接触镜验配技术 *	1
92		7	眼病概要	1
93		8	人际沟通技巧	1
94	医学检验技术专业	1	无机化学基础 *	3
95		2	有机化学基础 *	3
96		3	分析化学基础 *	3
97		4	临床疾病概要 *	3
98		5	寄生虫检验技术 *	3
99		6	免疫学检验技术 *	3
100		7	微生物检验技术 *	3
101		8	检验仪器使用与维修 *	1
102	医学影像技术专业	1	解剖学基础 *	1
103		2	生理学基础 *	1
104		3	病理学基础 *	1

续表

总序号	适用专业	分序号	教材名称	版次
105		4	医用电子技术 *	3
106		5	医学影像设备 *	3
107		6	医学影像技术 *	3
108		7	医学影像诊断基础 *	3
109		8	超声技术与诊断基础 *	3
110		9	X 线物理与防护 *	3
111	口腔修复工艺专业	1	口腔解剖与牙雕刻技术 *	2
112		2	口腔生理学基础 *	3
113		3	口腔组织及病理学基础 *	2
114		4	口腔疾病概要 *	3
115		5	口腔工艺材料应用 *	3
116		6	口腔工艺设备使用与养护 *	2
117		7	口腔医学美学基础 *	3
118		8	口腔固定修复工艺技术 *	3
119		9	可摘义齿修复工艺技术 *	3
120		10	口腔正畸工艺技术 *	3
121	药剂、制药技术专业	1	基础化学 **	1
122		2	微生物基础 **	1
123		3	实用医学基础 **	1
124		4	药事法规 **	1
125		5	药物分析技术 **	1
126		6	药物制剂技术 **	1
127		7	药物化学 **	1
128		8	会计基础	1
129		9	临床医学概要	1
130		10	人体解剖生理学基础	1
131		11	天然药物学基础	1
132		12	天然药物化学基础	1
133		13	药品储存与养护技术	1
134		14	中医药基础	1
135		15	药店零售与服务技术	1
136		16	医药市场营销技术	1
137		17	药品调剂技术	1
138		18	医院药学概要	1
139		19	医药商品基础	1
140		20	药理学	1

** 为"十二五"职业教育国家规划教材

* 为"十二五"职业教育国家规划立项教材

前　言

　　《作业疗法》是中等卫生职业教育康复技术专业一门重要的专业核心课程之一，具有较强的实践性。按照《医药卫生中长期人才发展规划（2011－2020年）》《国务院关于加快发展现代职业教育的决定要求》（国发〔2014〕19号）等文件精神要求，根据中等职业学校康复技术专业的教学标准，确立本教材的教学内容，以达中高等职业教育的有机衔接。

　　教材编写过程中体现中职专业教育的特点，遵循"三基五性三特定"的原则。即掌握"基本知识、基本理论、基本技能"；充分体现"思想性、科学性、先进行、启发性、适用性"；针对"特定目标、特定对象、特定限制"的原则。重视学生康复理念、职业精神的培养，融传授知识、培养能力、提高素质为一体。

　　《作业疗法》全书共八个章节，重点介绍作业疗法概述；常见的作业疗法基本操作技能，如日常生活活动能力训练、治疗性作业活动、感觉障碍的作业疗法、认知及知觉能力的作业疗法、辅助技术等常用作业疗法的基本技能，以及常见病的作业疗法等。编写过程中，紧扣康复治疗士考试大纲，每章节设有"学习目标"，注重激发学生的学习兴趣。严把教材内容的深度、广度、侧重点，吸收了目前国内外有关康复医学新理念，尤其是作业治疗新技术、新进展，力求内容新颖，贴近临床。本书考虑前后知识的衔接，以知识拓展的形式将其纳入教材，以培养学生的创新、获取信息及终身学习的能力，突显教材的启发性。坚持"以市场为导向，康复治疗士岗位需求"为前提，重能力，重实用，教材内容和结构设计融入了康复治疗士考试内容，激发学生的学习兴趣。治疗方法的介绍突出临床的针对性，同时配有大量图片，易于学生操作练习，增强直观性。

　　本书的编者均来自教学和临床一线，具有中高级以上技术职称，并有丰富的临床与教学经验。在编写、审定、出版过程中得到各位编者和编者单位以及专家、同行的大力支持，在此表示诚挚的谢意。尽管全体编写人员努力希望写出一部精品教材，但由于编者水平有限，加之时间仓促，错误和疏漏之处在所难免，殷切希望专家同仁对本教材提出宝贵意见，在此深表谢意！

　　本教材适用于中职康复技术专业学生，也可以作为临床医师继续教育及社区康复人员的培训基础教材。

孙晓莉

2015 年 10 月

目　录

第一章 作业疗法概述

学习目标

1. 掌握:作业疗法及作业活动分析的基本概念;常用作业疗法的种类、目的、原则和方法;作业疗法处方;作业疗法的临床适应证、禁忌证。
2. 熟悉:运动疗法与作业疗法的区别;作业疗法基本内容;作业疗法的注意事项;临床常用的作业疗法器械、设备。
3. 了解:作业疗法的发展简史。

案例

患者男性,65岁,因左侧脑出血入院,病情平稳后转入康复科治疗。入院评估:患者评估时较合作,发音欠清晰,记忆力减退;右侧肢体肌张力 Ashworth 痉挛分级1~2级,肌力均为3级;坐位平衡2级;不能站立及行走。

请问:1. 该患者与作业治疗有关的功能障碍有哪些?

2. 如何进行分析?

3. 可以实施哪些方面的作业治疗?

作业疗法不仅能改善躯体的功能状况,还能增加患者的兴趣、改善心理状况。作业治疗师在制订作业治疗方案时,应以患者为核心,根据患者个体情况,如年龄、性别、职业、文化程度、工作和生活环境等不同情况,选择和设计适合患者个体、符合患者意愿和需求的作业治疗方法。同时,作业治疗也是一种需要患者主动参与的创造性活动,因此,临床上进行作业治疗时,应充分发挥患者运动、认知等各方面的能力或潜能,尽最大的可能恢复其功能,最终恢复独立的日常生活和工作能力,提高生存质量,回归家庭、重返社会。

第一节 概 述

一、作业疗法的基本概念、目的、特点

1. 概念 作业(occupation)是指人类的活动、劳作或所从事的工作。作业治疗(occupational therapy,OT)是有选择性和目的性地应用与日常生活、工作、学习和休闲等有关的各种活动来治疗患者躯体、心理等方面的功能障碍,发挥患者身心的最大潜能,以最大限度地改

善和恢复患者躯体、心理和社会等方面的功能,提高生存质量,促其早日回归家庭、重返社会的一种康复治疗技术或方法。

作业治疗的定义随着社会和环境的变化而不断完善。1922 年 H. A. Pattison 给作业疗法下了第一个定义:任何躯体或精神的活动,具有特定的目的,而且能够明确表达,能够促进疾病或外伤的恢

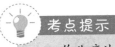

考点提示

作业疗法的定义

复,即可称为作业治疗。1989 年 5 月作业治疗世界联合会(WFOT)的定义为:"作业疗法是通过特殊的活动来治疗躯体和精神疾患,目的是帮助人们在日常生活所有方面的功能独立性均达到其最大水平。"1997 年世界卫生组织(WHO)对作业治疗的定义为:"作业治疗是通过各种精心设计的活动,促进疾病、发育障碍及/或身体和心理社会功能障碍者康复;帮助病残者最大限度地恢复其身体功能,以促进其适应工作、社会、个人及家庭生活的需要,过有意义的生活"。2002 年世界卫生组织将作业治疗的定义修改为:"协助残疾者和患者选择、参与、应用有目的和有意义的活动,以达到最大限度地恢复其躯体、心理和社会方面的功能,增进健康,预防能力的丧失及残疾的发生,以发展为目的,鼓励他们参与及贡献社会"。

由此可见,作业治疗的内涵包括:作业治疗应以患者为中心,选择和设计有目的性的作业活动,并随着治疗对象不同阶段的需求而改变;作业疗法应是一种创造性作业活动,常需综合、协调地发挥躯体、认知、心理等方面的作用,并且每种作业活动均应符合患者的需求并能被患者所接受,使患者能积极主动地参加;作业治疗以治疗患者躯体和精神疾患为主,其目的是着眼于帮助患者恢复或获得正常的、健康的、独立而有意义的生活方式和生活能力。因此,作业疗法对患者从医院回归家庭,重返社会起着重要的桥梁作用。

2. 目的 作业治疗是应用与日常生活、工作及休闲娱乐等有关的一些活动使患者功能恢复的康复治疗技术。其主要目的是在于增强肢体尤其是手的灵活性及协调性,增加功能活动的控制能力和耐力,调节患者心理状态,改善和提高患者的日常生活和工作能力,提高生存质量,使其早日回归家庭、重返社会。

3. 特点 作业是人类的活动,但不是所有的活动都是作业。那些具备并达到生物性、心理性、社会性需求最高境界的人类活动,才可称为作业活动。主要具备几个特点:

(1)目标指向性:治疗时所选用的作业活动一定要有明确的治疗目的,能针对性地克服或改善患者的功能障碍(躯体和精神方面)。

(2)兴趣性:作业活动的选择要考虑患者的兴趣和爱好,在一定范围内可允许患者自己选择作业内容。这样可提高患者兴趣,挖掘其潜力,取得有效治疗效果。

(3)参与性:患者既要参加作业活动过程(主动或被动参加),也要参加作业治疗计划的制订过程,这样患者才有可能从结果中获得满足。

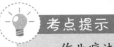

考点提示

作业疗法的活动特点

(4)可调节性:作业活动可以从活动强度、难度、时间、完成活动的方式等方面进行调节,使患者有望在下一个功能水平上继续进步。

(5)重复性:所选用的治疗活动应具有重复性以产生治疗效果。

(6)可用性:各种作业活动要有助于获得或发展生活技能,可培养日常生活活动的可用性。

(7)过渡性:作业治疗具有由临床治疗阶段向职业劳动阶段转换的过渡性特点。

二、作业疗法与运动疗法的区别

作业疗法与运动疗法都是康复医学的重要组成部分,在临床上常同时应用,应用非常广泛。作业疗法与运动疗法同属康复治疗技术范畴,均以生物力学与神经生理学为治疗依据,但在治疗目标、范围、手段、重点和患者参与主动性等方面不同(表1-1)。

表1-1 作业疗法与运动疗法的区别

	作业疗法	运动疗法
治疗目标	改善和提高患者的日常生活和工作能力	使患者运动功能最大限度的发挥
治疗范围	躯体和心理功能障碍	躯体功能为主障碍
治疗手段	日常生活活动、生产性和休闲娱乐活动以及辅助器具的使用和训练等	肌力训练、关节活动训练、神经肌肉促进技术、牵引、手法治疗、器械训练、医疗体操等
治疗重点	增强手的灵活性、手眼的协调性、增加功能活动的控制能力和耐力,以上肢或手的精细、协调运动为主、体现患者的综合能力	增加肌力及关节活动度,改善运动协调性、运动耐力及躯体平衡
患者参与	主动参与	主动为主,被动为辅
趣味性、积极性	强	弱

作业疗法与运动疗法在其方法上虽有许多相似之处,但训练目的不同。运动疗法的目的是以恢复患者各关节的活动度和增强肌力为主,而作业疗法则是在上述基础上,利用生活或生产性活动,以恢复和改善关节的功能及各种精细协调动作能力;运动疗法以训练下肢的运动、步态、平衡等粗大运动为主,作业疗法强调的则是某项功能活动或任务的完成,或是以生产、制作某一工艺或产品来改善患者的综合能力,并以上肢或手的精细、协调运动为主。同时,作业活动还能引发患者的兴趣,提高其参与的积极性。临床上对患者进行康复治疗时,两者常相互配合应用,并可结合其他康复治疗措施,如心理、言语、认知等康复技术,以增强康复治疗的综合效果。

三、作业疗法的基本内容

1. 功能性作业活动(运动性作业活动) 功能性作业活动是为了促进患者躯体功能的恢复而进行的治疗活动。针对患者的功能障碍、兴趣爱好和心理状态,设计和选择相应的作业活动(如木工、刺绣、治疗性游戏等),以使患者的关节活动度、肌力、耐力、平衡性、协调性等得到改善。

2. 日常生活活动训练 日常生活活动(activities of daily living, ADL)训练是OT师的主要工作之一。患者在患病或遭受意外后,最迫切的希望是恢复基本的日常生活活动能力,如进食、更衣、梳洗、如厕等,应使患者通过学习训练重新获得生活自理能力。

3. 心理性作业活动 心理性作业活动是通过作业活动来改善患者的心理状态。患者在出现身体功能障碍时,往往伴随特定的情绪,如否认、愤怒、抑郁、绝望等。而住院后与社会隔离,相当一部分患者也会因环境的变化而产生负性情绪。OT师可以根据患者的兴趣及心理状态的不同阶段设计有针对性的作业活动,帮助患者摆脱不良情绪。

4. 自助具、矫形器的制作和使用训练　根据患者功能障碍的程度和日常生活活动训练的结果,OT 师应能设计并亲手制作适合患者使用的简单的自助具及矫形器,如加粗改型的勺、改造的碗、筷、刀具等;用低温热塑材料制作手夹板、踝关节跖屈内翻矫形器等,以代偿患者丧失的功能,提高日常生活活动能力。

5. 假肢使用训练　假肢是为患者恢复原有肢体的形态或功能,弥补肢体缺损,代偿丧失肢体功能而装配的人工肢体。OT 师应对装配假肢的患者反复进行功能活动训练,使其能够熟练使用假肢。

6. 职业前训练活动　职业前训练活动包括职业前评定和职业前训练两部分。在患者回归社会,重返工作岗位之前,OT 师应对患者的躯体功能、精神状态、日常生活活动能力及学习能力进行全面评定,并对可能从事的职业进行试训练。认真记录评定和训练情况,并介绍给职业康复中心或职业介绍所。

7. 休闲娱乐活动　各种休闲娱乐活动不仅能改善患者的身体功能,更重要的是能改善患者情绪,增加生活乐趣,增强患者的交流能力。

第二节　作业疗法的发展简史

一、作业疗法的兴起与发展

作业疗法在康复医学体系中是一个相对独立的专业。作业疗法的历史根源可以追溯到欧洲启蒙时代精神病学中的道德治疗,其奠基人菲利浦·皮诺尔(Philippe Pinel)是法国医生、学者和哲学家。早期的作业疗法属于一种精神治疗方法,主要对精神病患者有计划地安排一些工艺、园艺等活动来维持患者精神平衡。后来,道德治疗的思想广泛传播到美国及欧洲等国家,对精神病的治疗产生了巨大的影响。作业疗法成为一门专业学科始于 20 世纪初的美国,当时美国约翰霍普金斯大学医学院主管 Dr. Meyer 对作业治疗的发展有着启蒙影响。他主张有意义地利用时间及使用有目的性的活动去治疗精神疾病患者。1910 年,特雷西著的《伤病的作业治疗》一书出版,成为最早的作业治疗教科书。早期的作业疗法曾有许多不同的名称,如道德疗法、精神疗法、工作疗法、功能疗法等。而最早将其命名为 occupation therapy 的是被誉称为作业疗法之父的美国医生 William Rush Dunton,之后在 1914 年由美国医生 George Eeward Barton 修改为 occupational therapy,这一名称被医学界广泛接受,一直沿用至今。

在 20 世纪 20 年代以前,世界各国一直缺乏对作业疗法的规范和统一的标准,理论也不完善。直到 1922 年,美国的作业疗法先驱、著名的精神病学家阿道夫·梅耶(Adolph Meyer)对作业疗法原理做了精辟的论述。他首次提出作业疗法是:"通过感受文娱活动的愉悦,来寻找促进和维持健康,防止残疾,以及改善身体、心理社会机能障碍的活动方法",明确了作业疗法的理论基础。

在第一次世界大战期间,由于肢体伤残军人数量增多,作业疗法在帮助伤残军人的功能恢复及获得正常的生活方式和工作能力中,发挥了重要作用。作业疗法的对象也从过去仅注重精神病患者,扩展到注重肢体障碍患者,但人们更多地还是将其作为医疗的辅助手段来应用。

第二次世界大战后,随着康复医学的兴起,全面康复概念的提出,作业治疗不论是治疗观念、技术知识,还是治疗对象都得到扩展。作业疗法已成为康复医学的一个重要组成部分,进入了更专业阶段,作业治疗的焦点逐步转向心脏病、脑血管疾病、类风湿、小儿脑瘫等慢性疾病方面。治疗的重点由关注患者疾病有关的缺陷转变为追求获得与发挥患者最大的潜能,服务模式也逐步开始从医院走向社区,基本理论也得到了进一步的完善。

1952 年世界作业治疗师联盟(World Federation of Occupational Therapists,WFOT)在英国利物浦大学的作业治疗师学校成立。这次大会确定了 WFOT 的组织及职能,制定了大会的章程,还确定了 WFOT 的最低作业治疗师的教育标准。1954 年,第一届世界作业治疗大会在苏格兰举行,以后每四年一次。此后,作业疗法得到了飞速发展,在世界各地广泛发展起来,许多国家相继成立了作业疗法学校,为培养作业治疗师建立了专业机构。

 知识拓展

作业治疗专业组织

世界作业治疗师联盟(World Federation of Occupational Therapists,WFOT):WFOT 是作业治疗唯一的全球性专业组织,成立于 1952 年,最早由美国、英国、加拿大、澳大利亚、新西兰等 10 个会员国组成。1959 年被世界卫生组织(WHO)承认,1963 年被联合国认定为作业治疗的国际性组织。到目前为止,WFOT 已有 73 个成员组织遍布全世界,作业治疗师成员超过 25 000 名。WFOT 规范作业治疗行业的职业标准,加强作业治疗师之间的国际合作,促进各国作业治疗专业学生的国际间交换,有效提高了全世界作业治疗事业的发展。

如今,作业疗法从早期的人道主义精神服务,发展为精神疗法以及随后的作业治疗,引发了人们对患者整体和生活环境的考虑。作为一门学科,作业疗法近年来发展迅速,在基础理论、作业的分析和选择、新的治疗性理论和计划的开拓、作业疗法的纵向分科以及在保健和康复中的应用等方面,都有了显著的进展,已与物理疗法并驾齐驱,成为康复治疗的重要组成部分,是联系患者与家庭和社会的纽带,是患者由医院走向社会的桥梁。

二、我国作业疗法的发展

我国古代早已有关于作业疗法的记录,唐尧时代已有应用舞蹈改善关节运动功能。宋代已有文献记录了利用手工劳动和文娱获得达到改善身体功能的目的。我国作业治疗的开展,则是在新中国成立后。最早是在一些精神病院、疗养院开展一些作业治疗,如编织、游戏、陶艺、园艺、娱乐等活动,随着近几年康复医学的普及、发展及作业疗法水平的提高,人们已经明显表现出对作业疗法的认可,开始成立专门的具有作业疗法特色的训练室,作业疗法广泛应用于临床常见的神经系统、骨关节系统等疾病、特别是手外伤的康复及工伤康复形成作业治疗的特色。但与物理疗法,传统康复疗法等相比仍较逊色,医学院校的康复教育中还没有开设独立的作业疗法专业,很多地方更不能与先进发达地区或国家同日而语,如人们的意识、从业人员数量、学科教育以及技术水平等,与国际先进水平相比,还存在着很大的差距。如何结合我国国情,借鉴国外或发达地区的先进经验,提高和发展具有中国特色的作业疗法技术,是我们康复医学工作者必须研究和探讨的课题,仍需我们广大康复医学工作者的共同努力。

第三节　作业疗法的种类及作用

一、种类

日常生活和工作中作业活动的种类很多,作业疗法的分类方法也很多,目前较常采用的是按作业活动的项目、作业活动的性质、作业活动的功能以及作业治疗的目的等进行分类。现将其分类方法介绍如下:

1. 按作业活动的项目分类　按作业活动的项目分类是指根据活动项目的类别而进行的分类。常见分类如下:

（1）木工作业。

（2）手工艺作业。

（3）日常生活活动。

（4）编织作业。

（5）黏土作业。

（6）制陶作业。

（7）五金、金工作业。

（8）皮工、纺织作业。

（9）园艺作业。

（10）计算机作业。

（11）电气装配与维修。

（12）治疗性娱乐、游戏。

（13）书法、绘画。

（14）认知作业。

2. 按作业活动的性质分类　按作业活动的性质分类是指根据作业活动所体现的性质和作业活动对象的特点而进行的分类。

（1）功能性作业活动:是指以改善患者某种功能为目标的作业活动。如增加关节活动范围、增强肌力、增强耐力以及改善运动的协调性和精细运动能力等的作业活动。

（2）心理及精神性作业活动:主要针对患者的心理及精神障碍,改善其功能的作业活动。如进行轻松有趣的消遣性活动,包括娱乐、游戏活动、人际交往、社会活动等。

（3）儿童作业活动:主要根据儿童生长发育的特点及其功能障碍和残疾的特点,来制订一些活泼有趣的游戏或文娱活动,以提高患者的日常生活技能和学习能力。由于儿童多依赖父母及家属的照顾,在训练中要重视他们的作用,指导他们如何帮助儿童进行训练的技巧。要将训练融入日常生活中,根据儿童的心理特点,应充分利用玩具和游戏活动,作为儿童作业治疗的重要手段,以提高患儿康复治疗的兴趣和效果。

（4）老年人作业活动:老年人随着年龄的增长,各项功能均处于逐渐衰退过程。因而,老年人的活动多较为缓慢、笨拙,甚至不能自理生活。所以,对老年患者进行功能训练时,除了维持原有的功能外,还可以教会他们使用一些辅助器械,掌握一些常用活动技能,或改善他们的家居环境,以代偿和弥补某些功能方面的缺陷,如在运动、感觉、视觉方面的功能缺陷等。老年人多伴有认知功能障碍,如记忆衰退和注意力、辨向力差等,治疗时可使用一些改善记忆力、注意力、定向力等方面的认知功能训练。也可组织老年人参加一些消遣性活动和集体活动,增加他们的人际间交往、与人相处机会,融洽亲朋好友及患友之间的人际关系,消除老年人的孤独感,以及改善老年患者的心理功能和社会活动能力。

3. 按作业活动的功能分类　按作业活动的功能分类主要是指根据作业活动所表现出的功能类型而进行的分类。

(1)日常生活活动:是指人们为了满足日常生活的需要而每天必须反复进行的、具有共性的基本活动。日常生活活动一般包括衣、食、住、行和个人卫生等五个方面的内容,如穿衣、进食、如厕、洗漱、坐起、床上翻身、行走等活动。

(2)生产性作业活动:是指能创造价值的活动,通过这类作业活动能生产出一定的产品或作品。生产性作业活动一般有:编织、刺绣、纺织、泥塑、制陶等手工艺以及园艺等。其目的是通过这类活动可获得一定的技能。

(3)娱乐休闲性活动:是指利用各种游戏、棋牌、书画、弹琴、集体郊游等娱乐休闲的活动,以调节患者的精神心理状态、转移注意力和丰富患者的生活,并同时使患者在心情轻松、愉悦的情况下,获得功能的改善。

(4)特殊教育性活动:是指针对一些有发育障碍或残疾的青少年患者,进行特殊的教育和训练的活动,使他们在进行康复治疗的同时,并可获得一些知识和技能。其内容包括各种文化知识教育、唱歌、跳舞及游戏活动等。

4. 按作业治疗的目的分类　按作业治疗的目的分类主要是根据患者出现的功能障碍问题,针对性地选择能改善其某种功能、以达到某种治疗效果为目的而进行的作业活动分类。

(1)减轻疼痛的作业活动。

(2)增强肌力的作业活动。

(3)增加耐力的作业活动。

(4)改善关节活动范围的作业活动。

(5)改善手眼协调性和平衡控制能力的作业活动。

(6)改善知觉技能的作业活动。

(7)改善视、听、触觉的作业活动。

(8)改善记忆力、定向力、注意力、理解力等认知功能的作业活动。

(9)增强语言表达及沟通能力的作业活动。

二、作用

1. 促进患者躯体功能的恢复　作业活动能增强肌力、耐力;扩大关节活动范围;增强运动的协调性及灵巧性,提高平衡能力;促进感觉、认知觉的恢复。

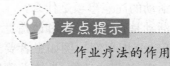

考点提示

作业疗法的作用

2. 提高患者日常生活活动的自理能力　日常生活活动训练及自助具的使用,可提高患者翻身、坐起、进食、穿衣、洗漱、如厕、行走等生活自理能力。

3. 改善患者心理状态　作业活动可改善患者的精神状态和情绪,作业活动中的劳动成果,可使患者在心理上得到满足,增强自信心,提升自我价值感。

4. 改造有利于患者恢复正常生活和工作的环境　当患者不能通过改善自身功能来提高其作业活动能力时,可对其生活和工作的环境进行改造,以适应其功能水平。

5. 提高患者职业技能,增加就业机会 作业活动可改善和提高患者的职业技能,OT 师可根据患者自身的功能及将来拟从事的工作,选择相应的作业活动进行针对性训练。

第四节 作业活动的分析和治疗方法的选择

一、作业活动的分析

1. 概念 作业疗法是根据患者功能障碍的情况及其身体基本状况,并结合患者的个体因素,如年龄、性别、职业、文化程度、个人兴趣、爱好以及患者的生活、工作环境等,选择一些有针对性的个体化作业治疗方案,以改善或提高患者的功能障碍,达到康复的目的。作业治疗师应首先进行作业活动分析,在此基础上,为患者选择针对其功能障碍的作业活动进行治疗。作业活动分析是对一项治疗性活动中每项动作的基本构成要素、基本步骤、运动类型及患者完成该项活动所应具备的基本功能水平的认知过程。在选择某项作业活动时,患者的能力要与该项活动所要求的水平相符合。即要求患者能力应与治疗活动所要求的最低水平相符合,可选择比目前患者水平稍高的治疗活动,保证患者经过努力后能够安全完成,满足活动后的成就感。

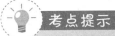
考点提示
作业活动分析的概念

2. 分析方法 作业治疗师必须掌握作业活动的分析技能,方能依据患者的实际情况,针对性选择适宜的作业活动。在进行作业活动分析时,对肌肉骨骼运动系统损伤的患者可以采用生物力学的方法辅助进行作业活动分析,对中枢神经系统损伤的患者可依据神经发育学原理进行活动分析。作业活动对一项活动进行分析时,应首先对以下问题进行提问:

(1)该项活动的治疗目标是什么?
(2)该项活动的具体步骤是什么?
(3)完成该项活动需具备哪些条件(如躯体、心理、认知、感觉、社会等方面的条件)?
(4)患者可在该项活动的哪些部分中受益?
(5)该项活动的特点是什么?
(6)该项活动的难点是什么?
(7)该项活动的注意事项是什么?
(8)该项活动是否可以分级和改造?

3. 作业活动分析举例 例如患者要开门这个动作可以分成:走到合适的位置停住;手放到门扶手上;开、关门的动作;身体准确地移动等4项基本动作。为完成以上基本动作必须具备如下的基本功能,即一定的关节活动度、肌力、平衡能力、协调能力、运动速度以及正确的判断力。因此,作业治疗师要认真分析某一个阶段动作伴随的基本动作成分及基本功能。

二、作业治疗方法选择

1. 根据治疗目的选择作业治疗的内容与方法 根据患者功能障碍的评定结果,明确治疗目的或设定目标,制订适合患者情况的作业治疗计划。

另外,当患者某种功能障碍明确,需改善某项功能时,按作业治疗的具体目的进行选择。如增强肩、肘关节伸屈功能,可选择木工的刨削、拉锯及磨砂板的训练等;增强腕、指关节的活动能力,

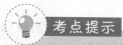

考点提示

作业疗法选择原则

可选择油彩、绘画、乒乓球训练等;增强手指精细活动功能时,可选择编织、刺绣、泥塑、书法、打字及弹琴训练等。

2. 根据患者的功能状态选择适宜的作业活动 在选择作业治疗方法时,应根据患者的功能障碍及个体情况,选择患者能主动参与并能完成70%～80%以上的作业活动。

3. 根据患者的个人爱好、兴趣,因人而异选择作业活动 为了更好地达到治疗目的,应考虑到患者的年龄、性别、文化背景的不同及个人爱好、兴趣的差异等,所选择的作业活动要能够充分调动患者的积极性及参与意识,并能改善患者的心理状态。如改善患者的注意力及调节情绪,可选择下棋、玩牌、游戏、社交及寓于趣味性的活动;如提高患者的自信心及自我价值感,可选择书法、绘画、雕塑、制陶及手工艺等的作业活动。应使患者在轻松、愉快的环境中完成治疗,以获得较好的康复效果。

4. 根据患者所处的环境,因地制宜选择作业活动 患者在住院治疗期间,医院的康复治疗条件较好,可重点训练患者的日常生活自理能力及沟通能力,使其学会各种生活技能。回归家庭及社区后,根据患者的生活或工作环境,需要训练其利用在医院所学到的技能适应所处的环境,以达到独立自理生活的目的。如患者应学会各种转移技术,以独立完成床椅转移和椅椅间的转移;对于需要辅助器具帮助的患者,要训练其学会使用器具去完成日常生活活动,如穿衣,进食等。如患者功能恢复的程度不足以适应现有环境时,应对其环境进行评估和改造,以适应患者的功能和能力,方便其进行日常生活活动。如在过道、卫生间安装扶手、去除门槛、增加门的宽度,降低床、椅的高度等。

另外,在为回到家庭和社区的患者选择作业活动时,还应考虑当地自然环境和某些地利条件,如家居农村有土地、树木,可因地制宜地开展园艺治疗;在有制陶工艺的地区,可就地取材,开展制陶工艺的作业治疗活动等。

5. 根据患者的身体状况选择作业活动的强度 每一种作业活动的强度不一样,选择作业活动时,应根据患者当时的身体状态及个体不同情况,选择患者能够承受的作业活动强度和活动时间。如果作业治疗的强度过大,时间过长,患者难以忍受,不能完成作业活动;如果作业治疗量很小,即作业治疗的强度过小,时间过短,则达不到作业治疗的效果。所以作业活动的强度即治疗量要适宜。

第五节 作业疗法的适应证、禁忌证及注意事项

一、作业疗法的适应证

作业治疗的适应证非常广泛,适用于各种原因导致的在日常生活自理、工作或休闲娱乐活动中出现功能障碍的患者,其具体主要适应证如下:

1. 神经系统疾病 如脑卒中、脑外伤、脑瘫、脑炎、脑瘤术后所致的瘫痪,帕金森病、老年性痴呆、脊髓损伤、脊髓灰质炎后遗症以及各种原因引起的周围神经损伤等。

2. 运动系统疾病 如四肢骨折、截肢、各种关节炎、关节置换术后、手外伤、软组织损伤

等所致功能障碍患者。

3. 其他系统疾病及各种原因所致功能障碍患者 如心肺系统疾病、糖尿病、烧伤、小儿精神发育迟滞、先天性畸形、学习障碍以及精神心理障碍性疾病等。

二、作业疗法的禁忌证

作业治疗虽然应用广泛,但对于严重的精神、意识障碍,且不能合作的患者,急、危重症及病情不稳定的患者,或需要绝对休息的患者,均属于作业治疗的禁忌证。

三、作业疗法的注意事项

一般作业治疗是由作业治疗师与患者共同完成,且作业治疗是以患者为核心,治疗师为指导。因此,对作业治疗师不仅要求具有较熟练的作业治疗技术,更要求有高度的责任心,应尊重患者的意愿,对患者要热情和耐心地进行指导。在具体治疗工作中,需注意的事项有如下几点:

1. 作业治疗师首先应根据患者的个体功能障碍的特点和评定结果,进行综合分析,有目的地选择作业活动。在整个作业治疗的过程中,要取得患者的密切配合,加强与患者的沟通。尽量采取对患者的躯体、心理和社会功能均能起到一定作用的作业治疗方法。

2. 作业治疗的选择应与患者所处的环境相适应,具有实用性。有些患者经康复后,需要独立生活或可能重新参加工作。因此,所选择的作业治疗活动应具有现实意义,为患者的独立生活和工作提供帮助,与患者的客观需求或条件相一致。

3. 作业治疗过程中要充分重视患者的参与作用,所以,要尽量根据患者的需求及个人背景因素,选择有患者意愿参与的作业治疗方法,或在一定的范围内可让患者自己选择某一作业治疗活动,以提高患者主动参与的兴趣,从而提高作业治疗效果。

4. 作业治疗应遵循渐进性的原则,并可对治疗量进行调节。作业治疗应根据患者的功能障碍情况,制订适宜的、循序渐进的作业治疗强度方案。如对作业活动的时间、强度、间歇次数等,可进行灵活调整,以使患者至少能完成70%~80%的作业活动。在完成作业治疗活动的过程中,以不易使患者产生疲劳为宜,这可促使患者更好地完成治疗活动。

5. 作业治疗方案应考虑患者在回归家庭、重返社会后,环境因素对其功能的影响。如在患者出院后是否能适应环境,或环境是否需要加以改造,以利于患者的日常生活等。另外,作业治疗师在对患者进行作业治疗或训练时,应尽量使患者在模拟实际的环境情况下进行,以使患者能更好地适应环境,提高患者独立生活的能力。

第六节 作业疗法的处方

进行作业治疗前治疗人员要根据患者的情况开具作业治疗处方,以正确指导患者进行有计划、有目的性的进行科学训练,避免治疗的盲目性,提高作业治疗效果。

一、作业疗法处方的内容

临床作业治疗由康复医师开具作业治疗处方,由作业治疗师执行。作业疗法处方是治疗师根据患者的性别、年龄、职业、生活环境、爱好兴趣、家庭状况、身体状况、残疾程度等拟定作

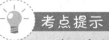
考点提示
作业疗法处方的内容

业治疗计划或阶段性实施方案,选择合适的作业训练项目,确定作业治疗目标,并明确治疗过程中的注意事项。因此,一个完整的作业疗法处方应包括:患者的一般情况、作业治疗项目(种类)、治疗目的、治疗方法、治疗量及治疗注意事项等内容。

1. 治疗项目选择 作业疗法项目的选择应该因人而异、因地制宜,依据治疗的目的不同而选择不同作业治疗项目。详见前述第三节内容。

2. 治疗量的选择 作业疗法的治疗量是由作业的强度、治疗时间和频度来决定的。作业治疗师应根据患者的具体情况,按照由小量到大量、循序渐进的原则进行安排。可参照作业活动的相近代谢当量(MET)来选择(表1-2)。治疗时间多为每天一次。每次30分钟左右。出现疲劳等不良反应时应减少频度或缩短时间。

表1-2 作业活动相近代谢当量

代谢当量(MET)	作业活动项目
1.5~2	吃饭、刮胡子、洗漱、上下床、穿脱衣物、桌上工作、电动打字、写字、缝纫、玩纸牌、站、棒针或钩针、看电视
2~3	温水淋浴、洗熨衣服、手动打字、修理无线电或电视机、轻松的木工业、推盘游戏、使用坐式割草机、柜台工作、轻松装配线上的工作、平地骑脚踏车8km/h、撞球、垂钓、保龄球、弹琴、棒球、电动车代步的高尔夫球
3~4	清洁玻璃窗、打羽毛球、拖地、吸尘、整理房间、铺床、开车、转配机械、推齿轮车、焊接、水泥工、机器组装、慢速游泳、站立掷饵钓鱼、高尔夫球、快节奏乐器
4~5	热水淋浴、打扫庭院、锄草、刷地板、打蜡、拿7~10kg物品、油漆、石工、木工、修理汽车、打乒乓球、跳舞、做健美操、骑脚踏车13km/h、桌球单打或双打、高尔夫球
5~6	园艺挖掘、铲土(轻)、溜冰、庭院内挖土、攀梯做事、除草、骑脚踏车16km/h、泛独木舟6.5km、溪钓
6~7	劈木头、用手拔草、打网球、羽毛球比赛、拿10~30kg物品、骑脚踏车17.5km/h、滑雪、滑水、自由式游泳
7~8	砍伐木材、错硬木、打篮球、踢足球、爬山
8~9	击剑、篮球比赛、划船、拿30~40kg物品、铲重物(14kg,10次/分)、挖沟
9以上	手球比赛、滑雪、木材厂工作、重度劳工、铲重物(16kg,10次/分)、跳绳

3. 注意事项 治疗师开具治疗处方的同时告知患者应该注意的问题,如治疗时的体位、姿势、所用材料和用具、是否用辅助具等。相当于临床处方的药物使用注意事项。

二、作业疗法处方格式举例

我国康复医学处于初级发展阶段,目前尚无统一的作业治疗处方格式,康复机构根据各自经验和实际情况,设计了康复治疗处方,其中包括作业治疗处方等。图1-1列举一作业治疗处方格式,供参考。

三、作业疗法处方举例

患者,男,34岁,工厂工人,手部肌腱损伤术后恢复期,拇指对指及示、中两指的对指和屈伸功能障碍,须进行作业治疗。经过作业功能的检查和评估后,治疗师为患者开出以下作业疗法处方(表1-3)。

×× 医院康复医学科作业治疗处方

作业疗法(OT)处方

患者姓名： 性别： 年龄： 住院号： 床号：

临床诊断：

病历摘要：(包括现病史、既往史、个人生活史等)

功能评定：

存在障碍问题：(如日常生活问题、大、小便问题、心理问题等)

康复目标：

作业治疗内容及方法：

1.

2.

……

注意事项：

康复医师：

年 月 日

图 1-1 作业治疗处方格式示例

表 1-3 作业疗法处方示例

序号	作业治疗种类	治疗目的及活动	时间与频率	注意事项
1	日常生活活动训练	恢复手指精细活动功能,如解结衣扣、手持碗筷、梳头、拧毛巾	60 分钟/次,1～2次/天	可布置家庭作业,自己练习
2	手的精细功能训练及文艺娱乐训练	训练手的精细功能,改善情绪,如手捡豆粒、花生,手指插件,捏橡皮泥人、豆贴画、打电脑游戏、下棋、打扑克 恢复劳动能力做准备,如拧螺母、组装机器零配件	60 分钟/次,1～2次/周	先简单,后复杂活动,由易到难
3	职业技巧训练	治疗后期安排,决定是否需要改变工作	30～45 分钟/次,1次/天	循序渐进
4	就业前评估和咨询			

一段时间后再进行功能评定,根据功能改善情况,修正治疗计划,重新设定目标,进行作业训练。

第七节　常用作业疗法器械设备

作业治疗的器械和设备一般比较简单,但种类繁多。列举临床常用的作业治疗的器械和设备(图1-2)。

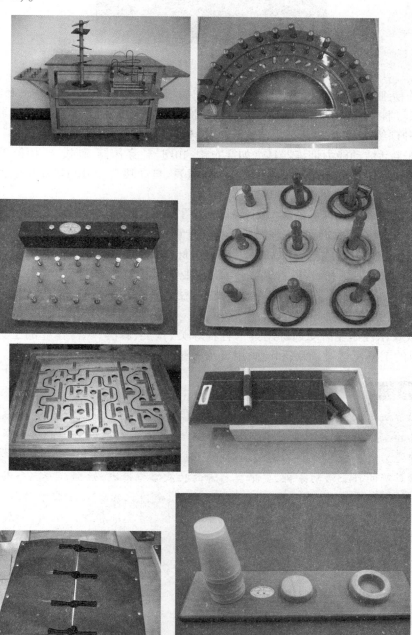

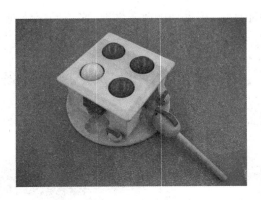

图 1-2 部分常用作业疗法器械、设备

1. 手的精细活动及上肢活动训练器械 如插板、拼图、搭积木、磨砂板、套圈、七巧板、手指抓握练习器、手指屈伸牵拉重量练习器、手腕功能综合训练器、结扣解扣练习器、计算机等，以及各种训练手指精细抓捏动作的滚珠、木棒和细小的物件等。

2. 日常生活活动能力训练器具 如穿衣钩、扣纽器、穿袜器、鞋拔、长柄梳子、拾物器、C形夹、姿势矫正镜、个人洗漱、清洁用具及物品、餐具、自动喂食器、厨具、家用电器、模拟厕所浴室设备，以及功能独立性评定器具等。

3. 认知功能评定及训练器具 如各种记忆图片、实物、棋牌、积木、拼图材料，交流沟通板，以及实体觉测验器具、感觉统合测验器材和计算机测试软件等。

4. 工艺治疗用设备或器材 如黏土和制陶材料及其工具和设备、刺绣用材料及工具、金工作业材料及其工具和设备、竹编或藤编工艺材料及工具等。

5. 辅助器具及支具 如各种手杖、腋杖、肘杖、轮椅、水平转移车、转移板，以及各种助行器和功能改善用的支具等。

6. 游戏娱乐性作业活动训练用具 各种球类、棋类、牌类；飞镖作业的工具及材料、套圈游戏作业的工具及材料、书法和绘画用具及材料、园艺用工具及材料等。

 本章小结

作业疗法是康复医学中最具特色的治疗技术之一，理解作业治疗的概念、掌握作业治疗的目的、原则和方法对指导临床开展作业治疗，并最终提高患者的日常生活活动能力和工作能力有着极其重要的意义。作业疗法的方法、种类很多，分类方法各异，临床上应进行正确的作业活动分析，要根据患者的功能障碍情况、性别、年龄、个人爱好等特点，因地制宜的、有目的、有针对性的选择适宜的、个性化的作业治疗方案，制订合理的作业疗法处方，掌握和遵循作业治疗的临床适应证、禁忌证和注意事项，开展系统的作业治疗与训练，以取得较好的临床效果。

（孙晓莉）

目标测试

A1 型题

1. 作业治疗是指（ ）

  A. 日常的各种劳动及锻炼活动   B. 有选择性和目的性的活动

  C. 有选择性的活动   D. 泛指各种精神治疗与功能治疗活动

  E. 任何的治疗活动

2. 作业治疗与运动疗法的主要区别在于( )

  A. 作业治疗以恢复患者各关节的活动度和增强肌力为目的

  B. 作业治疗的治疗范围是躯体功能障碍

  C. 功能训练的目的不同

  D. 运动疗法中患者治疗积极性和趣味性高

  E. 作业治疗的目标是使患者运动功能得到最大限度发挥

3. 能增强手指精细活动的作业训练是( )

  A. 编织   B. 推重物   C. 滚筒训练

  D. 功率自行车   E. 阅读训练

4. 下面哪项活动是手眼的协调训练( )

  A. 插针   B. 拉锯   C. 砂磨

  D. 穿衣   E. 推重物

5. 改善患者的注意力,调节情绪的作业治疗是( )

  A. 游戏   B. 打字   C. 编织

  D. 金工   E. 进食

6. 作业活动即是指( )

  A. 作业治疗   B. 康复治疗   C. 物理治疗

  D. 作业治疗的手段   E. 既是作业治疗的手段又是作业治疗应获得的目的

7. 作业活动分析及评定是( )

  A. 分析该项作业活动的基本组成成分及患者功能状况

  B. 分析作业活动的类型和患者的兴趣

  C. 分析作业活动的环境影响因素

  D. 评定患者的功能等级

  E. 分析和评定患者完成作业治疗的效果

8. 以下哪项是作业治疗活动的特性( )

  A. 目的性   B. 灵活性   C. 实用性

  D. 差异性   E. 以上都是

9. 作业活动的技能分析包括( )

  A. 感知觉技能   B. 运动技能   C. 行为智力技能

  D. 社会、心理技能   E. 以上都是

X 型题

10. 选择作业活动,应根据( )

  A. 患者的年龄、性别   B. 患者的兴趣、爱好   C. 患者的家庭需要

  D. 患者的功能状态   E. 患者所处的环境

11. 以下属于按作业活动的项目分类的是( )

  A. 木工作业   B. 认知作业   C. 制陶作业

  D. 电气装配与维修   E. 心理及精神性作业活动

12. 按作业活动的性质分类,包括(　　)

A. 功能性作业活动 　　 B. 老年人作业活动 　　 C. 儿童作业活动

D. 日常生活活动 　　 E. 心理及精神性作业活动

13. 作业活动分析的具体内容包括(　　)

A. 分析作业活动类型 　　 B. 分析作业活动的技能

C. 分析作业活动的需求 　　 D. 分析患者的个体状况

E. 分析患者的经济能力

14. 根据患者功能障碍情况进行作业评定时应注意(　　)

A. 选择适宜的评定方法 　　 B. 要突出重点

C. 有目的性 　　 D. 治疗师的兴趣

E. 应注意整体的功能情况

第二章　日常生活活动能力训练

学习目标

1. 掌握：日常生活活动能力训练的概念、基本方法及临床常见疾病的体位摆放方法。
2. 熟悉：日常生活活动能力训练的内容及注意事项。
3. 了解：日常生活活动能力训练的意义。

案例

王某某，女，55岁，家庭主妇。左侧肢体瘫痪入院，诊断为右侧基底节脑梗死恢复期，现在已发病三个月，病情稳定，左侧肢体瘫痪，肌张力增高，Ashworth分级评定3级，Barthel指数评分55分，Brunnstrom偏瘫运动功能评定Ⅲ级。左侧深浅感觉障碍，左肩关节半脱位、左足下垂、内翻，扶拐可在室内短距离步行。但患者生活不能自理，主动性差，依赖他人。高血压病史10余年，无心脏病。

请问：1. 该患者有哪些与日常生活活动有关的功能障碍？
　　　2. 需要进行哪几个方面的训练？
　　　3. 训练注意事项有哪些？

第一节　概　　述

一、概念

日常生活活动(activities of daily living,ADL)是维持一个人的日常生活所必需的基本活动。日常生活活动训练是康复治疗的重要内容,功能障碍患者重新恢复自理能力必须从最简单、最基本的日常生活活动开始。日常生活活动有广义和狭义之分,广义的日常生活活动是指人们为了达到独立生活而每天必须反复进行的活动,既包括基本的日常生活活动(如衣、食、住、行、个人卫生等活动),还包括人与人之间的交往能力,经济上、社会上、职业上达到独立的一些活动(如打电话、购物、乘坐交通工具等)。狭义的日常生活活动仅指基本的日常生活活动。ADL分为2种类型:①个人性ADL:包括基本自理活动,如洗浴、如厕、穿衣和吃饭;②工具性ADL:包括家庭和社区活动,如家庭维护任务和社区活动,如驾驶。

以改善或恢复这些日常生活活动能力为目的而进行的一系列针对性的训练,称为日常生活活动训练(ADL 训练)。

二、训练目的

日常生活活动训练的主要目的有以下几个方面:

1. 建立患者的自我康复意识,充分发挥其主观能动性,重建独立自理生活的信心。

2. 维持或恢复患者基本的日常生活活动,调动并挖掘其自身潜力,使其达到生活自理,或将对他人的依赖程度降至最低。

3. 进一步改善患者的躯体功能,包括关节的灵活性、机体的协调性与平衡能力,以适应日后回归家庭、重返社会的需要。

4. 通过在日常生活环境中进行训练,并对特定动作进行分析,找出患者存在的主要问题,提出解决问题的方法;并在辅助具或自助具使用方面提出建议,使其在辅助装置帮助下,达到最大限度生活自理。

三、训练内容

日常生活活动训练内容主要包括以下几个方面:

1. 床上活动 床上活动是日常生活活动中非常重要的内容,功能障碍的患者要达到最大限度的生活独立,通常由治疗师指导患者从床上活动训练开始,即通常所说的"床边训练"。

床上活动主要包括床上翻身,床上卧位移动,桥式运动,床上坐起与躺下,床上坐位移动等。

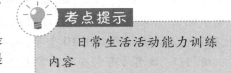
考点提示

日常生活活动能力训练内容

(1)床上翻身:是患者最基本的日常活动,是完成穿衣、站立、转移等基本日常生活活动的前提条件。包括向患侧翻身和向健侧翻身。

(2)床上卧位移动:旨在提高患者床上生活自理能力、移动能力和训练意识,对预防压疮的发生具有重要作用。

(3)桥式运动:在提高床上生活自理能力的同时,有助于训练骨盆的控制能力,也是床上移动、坐起、行走的基本前提。

(4)床上坐起与躺下:是患者独立进食、洗漱、排便的前提条件,并能激励患者增强自信心,为日后下床活动做好准备。包括从健侧卧位坐起和从患侧卧位坐起。

(5)床上移动:目的是让患者学会通过移动臀部来达到重心的转移,包括床上前后移动和左右移动等。

2. 转移活动训练 转移活动是指身体所处位置的变化,是个体做到生活独立的基本前提。包括站立、床-轮椅之间的转移、室内外行走及乘坐交通工具,同时还应包括如厕和入浴等转移活动。转移活动的基础是患者必须具备一定的坐位平衡能力,即要求身体在进行每项作业时配合重心的转移。这种姿势变化可以增强患者主动训练的意识,也是坐位到站起的必备条件。

(1)站起与坐下:包括由坐位站起、由立位坐下及站立位的静态平衡和动态平衡训练。

(2)床-椅之间的转移及轮椅活动:床-椅之间的转移包括床与扶手椅、床与轮椅之间的转移;轮椅活动包括乘坐轮椅进如厕所与浴室等。

（3）室内外行走及乘坐交通工具：室内行走包括在地板行走及水泥地面上行走。室外行走包括在水泥路面、碎石路面、泥土路面上行走，上下坡、上下楼梯等。乘坐交通工具包括上下汽车、自行车、火车等。

3. 自我照顾训练　对于有功能障碍的成年患者来说，日常生活独立是其恢复以前生活方式的首要步骤，也是其能够自我照顾、达到生活自理的前提条件，对患者重新恢复自信具有重要意义。主要内容包括更衣、饮食及个人卫生等。

（1）更衣：包括自己穿脱不同样式的上衣（内衣、外衣、开衫、套头衫等）、裤子（前开口、侧方开口等）、及鞋、袜等。

（2）饮食：包括使用餐具及如何改进餐具以适合患者的需要。

（3）个人卫生：训练内容主要包括洗漱（洗脸、洗手、拧毛巾、刷牙、洗澡等）、修饰（梳头、剪指甲、女性患者做发型、使用化妆品、男性患者剃胡须等），大小便的控制及便后清洁等。

4. 家务活动训练及社会活动训练　家务活动内容较为丰富，如洗衣、做饭、购物、清洁卫生、经济管理、照料小孩等。社会活动能力体现人在社会中的角色及适应行为和能力，其内容主要包括上街购物、使用交通工具、进餐馆就餐、到公共场所娱乐及与他人的交流能力等。

第二节　床上活动

一、良好肢位摆放

正确的卧姿是预防压疮、抑制痉挛、保持肢体良好体位的关键，应在发病后立即训练，并在 ADL 训练中保持。治疗过程中，要针对功能障碍的特点选择合适的体位摆放方法，不同功能障碍的患者对体位有不同要求，摆放原则是将功能障碍的肢体摆放在功能位或抗痉挛位，以防止关节挛缩畸形。

（一）偏瘫患者的良好肢位摆放

偏瘫患者良好肢位是为了防止或对抗痉挛模式的出现、保护肩关节及早期诱发分离运动而设计的一种治疗性体位。偏瘫患者典型的痉挛姿势表现为肩关节内收、内旋；肩胛骨下移后缩；肘关节屈曲；前臂旋前；腕关节掌屈、尺偏；手指屈曲。下肢髋关节内收、内旋；膝关节伸展；踝关节跖屈、内翻。偏瘫患者的良好肢位，应针对其痉挛姿势，采取抑制痉挛的体位。即上肢保持肩胛骨向前，肩前伸，伸肘；下肢保持稍屈髋、屈膝，踝中立位。偏瘫患者在卧床期间应采取正确的姿势和体位，以利于今后功能的恢复，同时可避免患者长期卧床造成心肺功能下降，并为将来的功能恢复创造条件。

1. 患侧卧位　这一体位是卧位姿势中对患者最有利的体位。采取患侧卧位时，增加了对患侧的感觉输入，有利于患侧功能恢复；同时患侧躯体得到伸展，可避免诱发或加重痉挛，使患者健侧的活动能力得以增强。

摆放方法（图 2-1）：头颈稍前屈，患侧肩胛带前伸，肩关节屈曲、肘关节伸展，前臂旋后，腕关节背伸，手指伸展或握一毛巾卷。患侧下肢稍屈髋，屈膝，踝关节中立位。健侧上肢放松处于舒适体位即可。健侧下肢放在患侧下肢前面，屈髋、屈膝，在其下放一枕头防止压迫患侧下肢。躯干稍向后倾，背部放一枕头倚靠其上，取放松体位。

2. 健侧卧位　该体位有利于患侧肢体的血液循环，预防患肢水肿。

摆放方法（图 2-2）：躯干与床面保持直角，背后放一枕头，使躯干放松。健侧上肢在下，

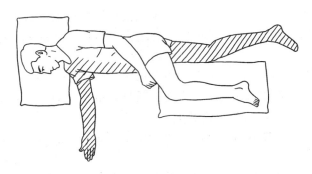

图 2-1 偏瘫患者患侧卧位

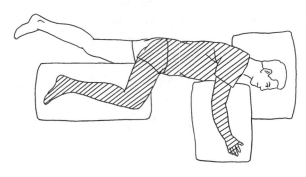

图 2-2 偏瘫患者健侧卧位

置于舒适放松体位。患侧上肢在上,肩向前伸出,肩关节前屈约 90°,在其下方放一个枕头支持,伸肘、前臂旋前,手伸展或握一个毛巾卷。健侧下肢髋关节伸展,膝关节轻度屈曲平放在床上。患侧下肢髋、膝关节屈曲,置于健侧下肢前,患膝下方放一个枕头,踝中立位。注意患足不可悬空。

3. 仰卧位 偏瘫患者痉挛明显时尽量少采取仰卧位,由于患者仰卧位时受颈紧张性反射和迷路反射的影响,异常反射活动加强,同时在该体位易引起骶尾部、足跟外侧和外踝等处发生压疮。但是患者在卧床期间进行体位变换时需要这种体位与其他体位交替使用,因此要注意仰卧位的正确摆放方法。

摆放方法(图 2-3):头部置于枕头上,枕头高度适宜,注意不能使胸椎屈曲。患侧骨盆下垫一薄枕,使患侧骨盆向前突,并防止患侧髋关节屈曲、外旋。患侧肩关节和上肢下垫一长枕,使肩胛骨前伸;患侧肩关节稍外展、肘关节伸展、腕关节背伸、手指伸展,平放于枕上。患侧下肢髋关节伸直,在膝关节下垫软枕,保持膝微屈,注意防止膝关节过于屈曲;同时要避免将软枕垫于小腿下方,防止膝过伸或对下肢静脉造成压迫。下肢大腿及小腿中部外侧各放一枕头防止髋关节外展、外旋,踝关节保持背屈、外翻位,防止足下垂。

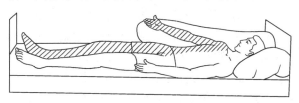

图 2-3 偏瘫患者仰卧位

（二）脊髓损伤患者的良好肢位摆放

脊髓损伤患者急性期卧床阶段，正确的体位摆放不仅有利于维持脊柱稳定，而且对预防压疮、关节挛缩及痉挛均非常重要，应于发病后立即按照正确体位摆放患者。脊髓损伤患者常见的正确卧位姿势有仰卧位和侧卧位。

1. 仰卧位 头部及上肢体位：头下枕一薄枕，将头两侧固定，需要保持颈部过伸展位时，在颈部垫上圆枕。四肢瘫患者双侧肩胛下垫薄枕使双肩向前，确保双肩不后缩。双上肢放在身体两侧的软枕上，肘伸展，用毛巾卷将腕关节保持在30°~45°背伸位，手指自然屈曲，有条件可使用手功能位矫形器。截瘫患者上肢功能正常，采取自然体位即可。下肢体位：双侧髋关节伸展但不旋转，在双下肢之间放1~2个枕头，以保持髋关节轻度外展，防止发生髋关节屈曲、内收挛缩，并可防止股骨内侧髁和内踝受压。膝关节伸展，膝下可放小枕头，以防止膝关节过伸展。双足底可垫枕，以保持踝关节背屈，预防足下垂的发生，有条件可使用踝足矫形器。足跟下放小软垫，以防止出现压疮（图2-4）。

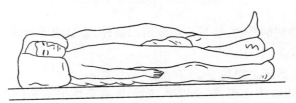

图2-4 脊髓损伤患者仰卧位

2. 侧卧位 双肩均向前伸，肩关节屈曲。下方上肢的肘关节屈曲，前臂旋后；下肢髋、膝关节伸展。上方上肢伸展位，置于胸前枕头上，腕关节自然伸展，手指自然屈曲；下肢髋、膝关节屈曲位，肢体下垫软枕与下方肢体分开，踝关节自然背屈，踝关节下垫一软枕以防止踝关节跖屈内翻；背部用长枕等给支持以保持侧卧位（图2-5）。注意四肢瘫患者双手应取功能位。

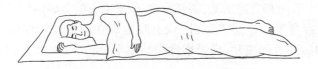

图2-5 脊髓损伤患者侧卧位

二、床上翻身

床上翻身是患者最基本的日常活动，是完成穿衣、站立、转移等基本日常生活活动的前提条件。

一般卧床患者均应定时翻身，变换体位。白天每2小时一次，夜间每3小时一次。翻身可促进血液循环，防止压疮、关节挛缩的形成，也可改善呼吸功能，有利于呼吸道分泌物的排出。在病情允许的情况下尽量让患者主动翻身。下面以偏瘫和脊髓损伤患者为例介绍翻身转移的方法。

（一）偏瘫患者翻身训练

1. 仰卧位向患侧翻身训练 ①患者仰卧位，健手握住患手，并屈髋、屈膝，上肢伸肘上举大于90°；②健侧上肢带动患侧上肢摆动，当摆向患侧的同时，屈颈向患侧转动头部，利用摆动的惯性转动躯干,完成肩胛带、骨盆的运动;③健侧下肢跨过患侧,完成向患侧翻身动作。开始训练时,治疗师可扶持健侧肩胛骨、骨盆,协助患者完成翻身动作。因向患侧翻身是由健侧完成的,患者多可独立完成。

2. 仰卧位向健侧翻身训练　①患者健手握住患手,上肢伸肘上举大于90°,健侧下肢屈曲,插入患侧小腿下方;②健侧上肢带动患侧上肢来回摆动,上肢摆动的同时,屈颈向健侧转动头部,依靠躯干的旋转,带动骨盆转向,同时利用健侧伸膝的力量带动患侧身体完成健侧的翻身动作。开始训练时,治疗师可辅助患侧肩胛骨、骨盆旋转,协助完成翻身动作。逐渐让患者独立完成此动作。

3. 偏瘫患者床上翻身注意事项

(1)偏瘫患者向患侧翻身时,患侧上肢应置于身体前方,稍外展,防止患侧肢体受压。

(2)治疗人员站在患者的患侧保护患者。

(3)偏瘫患者向健侧翻身首次不能完成时,治疗师可以协助完成屈髋屈膝及骨盆的转动。

(4)偏瘫患者向健侧翻身时,尽量使患侧肩部前伸,患肢置于身体前方,防止患侧忽略导致患肩被牵拉脱位、疼痛。

(二)脊髓损伤患者床上翻身

脊髓损伤患者受累肢体瘫痪,翻身困难,如果患者在床上长期固定于一种姿势,容易出现压疮,也不利排痰,久之可造成肺部感染,所以应每2小时翻身一次,以防止并发症。对早期患者应避免做脊柱的旋转动作,以免影响脊柱的稳定。急性不稳定期过后,可开始翻身训练。因颈髓损伤的患者独立翻身有困难,所以以C_6完全性损伤患者为例,加以介绍。

1. 全辅助下翻身(急性期)　一般需7人帮助,一人站在患者头前方,余6人均分站在患者两侧。一人将患者头部固定住,余者将床单卷起至患者体侧,听号令一起将患者移向一侧,将翻向侧上肢外展,再听号令一起将患者翻向一侧,在头、背后、双上肢、双下肢间垫上枕头。

2. 利用布带进行翻身　将布带系于床架或床栏上,患者腕部勾住布带,用力屈肘带动身体旋转,同时将另一侧上肢向翻身侧摆动,松开布带,位于上方的上肢前伸,完成翻身动作。

3. 患者独立的翻身动作　患者仰卧,双上肢上举并向身体两侧用力摆动,头转向翻身侧,同时双上肢用力向翻身侧甩动,借助惯性带动躯干旋转,位于上方的上肢用力前伸,完成翻身动作(图2-6)。

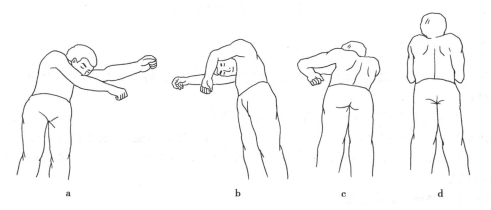

a　　　　　　　　b　　　　　　　　c　　　　　　　　d

图2-6　脊髓损伤患者独立的翻身

三、床上移动

（一）偏瘫患者床上移动

1. 偏瘫患者床上卧位移动

（1）偏瘫患者横向移动

1）健侧下肢屈曲，插入患侧腿下方，健侧带动患侧下肢向健侧移动。

2）健侧下肢从患侧抽出并屈髋、屈膝，抬起臀部移向健侧。

3）以头部和臀部为支撑，将躯干移向健侧，完成整个活动过程（图2-7）。

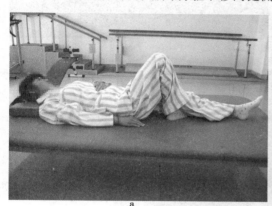
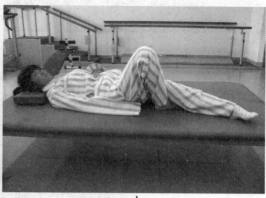
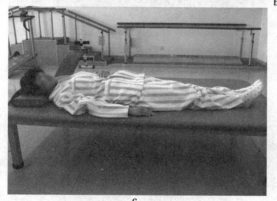

图2-7 偏瘫患者横向移动

（2）偏瘫患者纵向移动

1）健侧下肢屈髋屈膝，足平放于床面。

2）以健足和肘部为支撑，抬起臀部向上移动身体，完成整个活动过程（图2-8）。

2. 桥式运动 桥式运动训练是偏瘫患者床上活动训练的难点，并对患者骨盆的控制、平衡稳定及以后的步态训练均有重要的意义。

（1）桥式运动的方法

1）患者仰卧于床面，双下肢屈曲，双足平放在床面。

2）双上肢伸展，双手交叉，健手握住患手，患侧拇指在上，双肩屈曲90°。

3）依靠背部及双足的支撑，将臀部抬离床面，保持稳定，完成双桥训练（图2-9）。

（2）桥式运动的注意事项

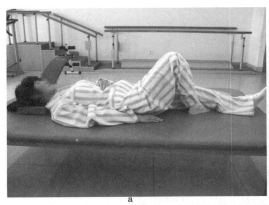
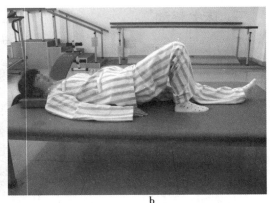
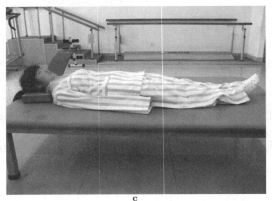

图 2-8 偏瘫患者纵向移动

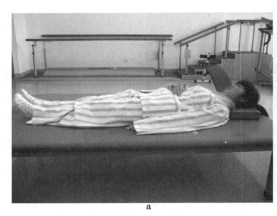
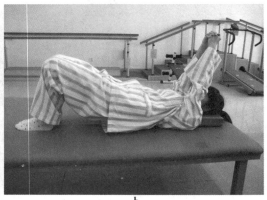

图 2-9 桥式运动

1）患者抬起臀部时尽可能伸髋。

2）双足平放于床面，足跟不能离床。

3）患者不能完成时，治疗师可以协助固定患侧的膝部和踝部，当臀部抬起时在膝部向足端加压。

4）完成动作时双膝关节尽可能并拢，防止联带运动的出现，诱发痉挛。

（二）脊髓损伤患者床上移动

脊髓损伤患者床上长坐位是指脊髓损伤患者在床上取屈髋、伸膝的坐位方式。现以 C_6 完全性脊髓损伤患者长坐位移动为例介绍训练方法，因该类患者肱三头肌瘫痪，缺乏伸肘能力，转移较为困难。而截瘫患者双上肢功能正常，较易完成床上长坐位移动。

1. C_6 完全性损伤患者床上纵向移动（图 2-10）

（1）患者取长坐位，双下肢外旋，膝关节放松，头、肩、躯干充分前屈，头超过膝关节，使重心线落在髋关节前方，以维持长坐位平衡。双手靠近身体，在髋关节稍前一点的位置支撑。因肱三头肌麻痹，应肩关节外旋，前臂旋后，以利用重力作用使肘关节伸展。

（2）双手用力支撑抬起臀部，同时头、躯干向前屈曲，使臀部向前移动。

（3）上肢帮助下肢摆正位置，调整坐位姿势。

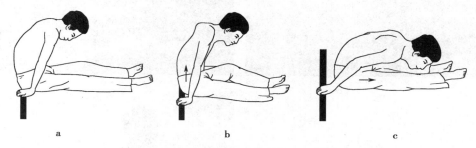

图 2-10　C_6 完全性损伤患者床上长坐位纵向移动

2. C_6 完全性损伤患者床上横向移动（向左移动）

（1）患者取长坐位，右手半握拳置于床面，紧靠臀部。左手放在与右手同一水平且离臀部约 30cm 的地方，肘伸展，前臂旋后或中立位。

（2）双上肢充分伸展并支撑体重，躯干前屈，抬起臀部。

（3）将躯干移向左侧，臀部放到床面上，用上肢将双腿位置摆正（图 2-11）。

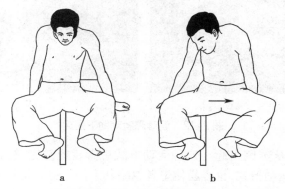

图 2-11　C_6 完全性损伤患者床上长坐位横向移动（向左移动）

四、坐起训练

卧床的患者在病情允许时，先倚靠辅助物坐起，然后练习长坐位、端坐位平衡。患者坐位平衡良好后可进行坐起训练。尽早练习坐起训练，不但可以增强肌力，提高机体平衡能力，改善关节功能状态，还可预防坠积性肺炎、体位性低血压、脏器功能低下等并发症。

（一）偏瘫患者坐起训练

1. 偏瘫患者辅助下坐起　患者健足从膝关节下插到患侧腿下,将患手置于辅助者肩上,辅助者扶住患者的双肩;辅助者扶起患侧肩的同时,患者用健侧肘支撑,抬起上身,然后患者将双下肢移至床下,伸展肘关节,支撑身体,坐起,调整姿势(图2-12)。

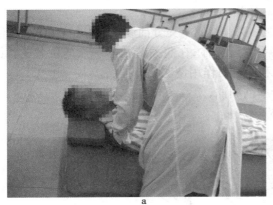
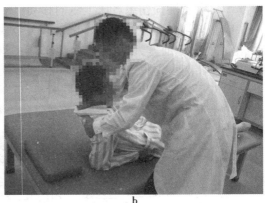

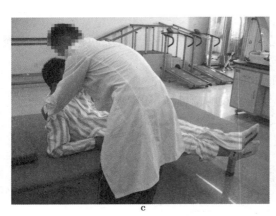
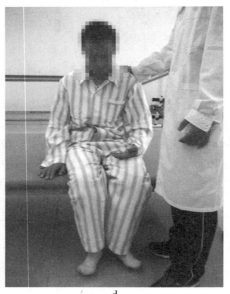

图2-12　偏瘫患者辅助下坐起

2. 偏瘫患者独立从健侧坐起　这种活动方式患者较容易完成,并且较为安全,但是可以引起患者出现联带运动模式,也容易使患者忽略其患侧。患者从仰卧位先翻成健侧卧位,双腿交叉,用健侧腿将患侧下肢移至床边,健侧肘屈曲于体侧,前臂旋前,用肘及手撑起身体坐起(图2-13)。

3. 偏瘫患者独立从患侧坐起　患者从仰卧位先翻成患侧卧位,用健侧腿将患侧下肢移至床外,健手支撑于患侧床面,伸直健侧上肢,撑起身体从患侧坐起(图2-14)。

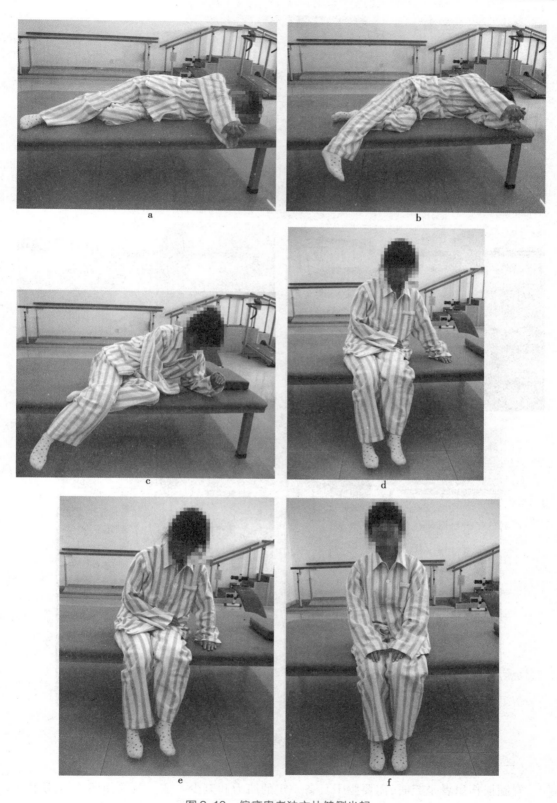

图 2-13 偏瘫患者独立从健侧坐起

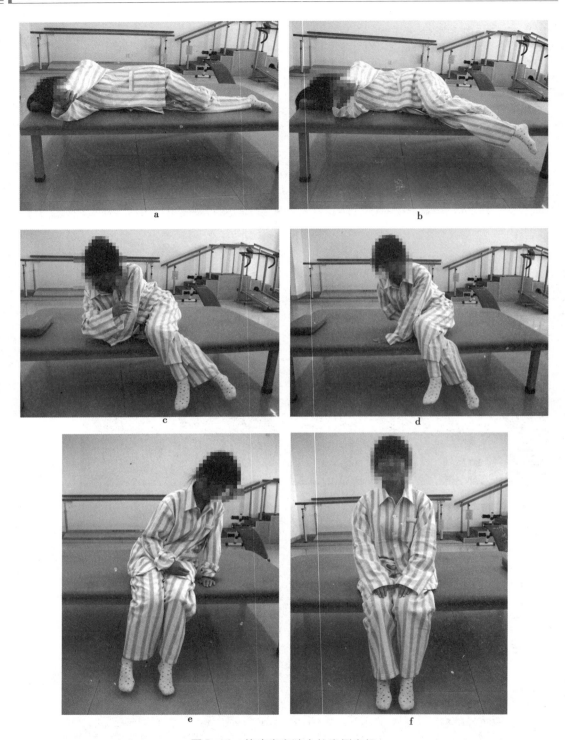

图2-14 偏瘫患者独立从患侧坐起

（二）脊髓损伤患者坐起训练

脊髓损伤患者坐起时，需要躯干具备一定的肌力和至少一侧上肢的伸展功能，所以 C_7 损伤的患者可以从仰卧位直接坐起，而 C_6 损伤的患者则需翻身至侧卧或俯卧位后再坐起。

1. C$_6$ 完全性损伤患者独立从侧卧位坐起 患者先翻身至侧卧位,躯干屈曲靠近下肢,用一侧上肢钩住膝关节,同时反复将另一侧肘关节屈曲、伸展,通过此动作将躯干靠至双腿,双手置于体侧,伸展肘关节至坐位(图 2-15)。

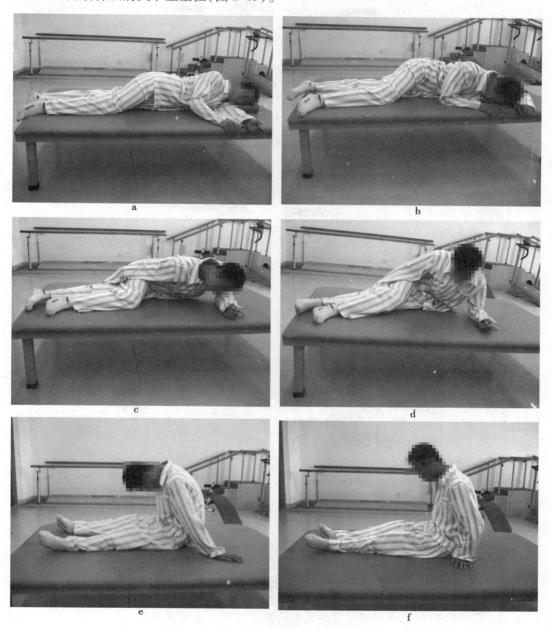

图 2-15 C$_6$ 完全性损伤患者独立从侧卧位坐起

2. C$_6$ 完全性损伤患者独立从仰卧位坐起 患者仰卧位,双上肢伸展上举并向身体两侧用力摆动,借助上肢甩动的惯性带动头和躯干旋转翻向一侧,通过反复转动将两侧肘关节置于身后支撑躯干,继续旋转头和躯干,缓慢交替将双手从身后向前移动,直至两肘伸直完成坐起动作,保持长坐位(图 2-16)。

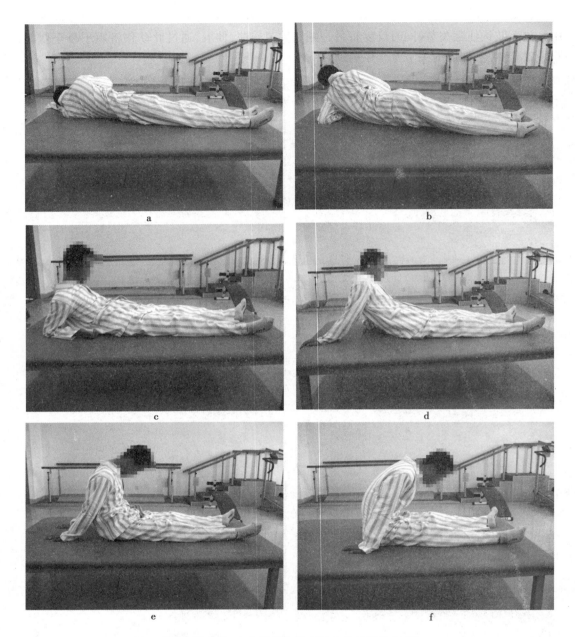

图 2-16　C₆ 完全性损伤患者独立从仰卧位坐起

$\quad$3. C₆ 完全性损伤患者利用上方吊环由仰卧位坐起　患者仰卧位,用一侧腕钩住上方吊环,通过屈肘动作向吊环方向拉动身体,并依靠另一侧肘支撑体重,继续屈曲吊环侧的肘关节,并承重,同时将对侧肘移近躯干,使其在身体后侧外旋、伸肘支撑床面,重心移至该侧上肢,吊环中肢体取下,在身体后方外旋伸肘支撑于床面,双手从身后交替向前移动,直到躯干直立、上下肢承重,完成长坐位(图 2-17)。

$\quad$4. 截瘫患者独立由仰卧位坐起　T₁ 以下脊髓损伤患者上肢功能完全正常,躯干部分瘫痪,下肢完全瘫痪,坐起动作的完成要比颈髓损伤患者容易。患者仰卧位,双上肢上举,用力

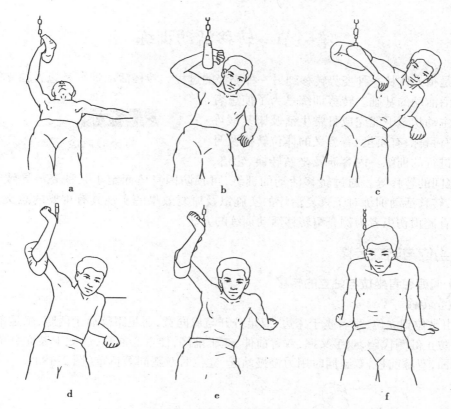

图2-17　C_6完全性损伤患者利用上方吊环由仰卧位坐起

摆动,利用惯性将一侧上肢甩过身体另一侧,躯干旋转翻成侧卧位,患者双肘支撑,将身体重心左右交替变换,同时变成手支撑,调整身体位置,至长坐位(图2-18)。

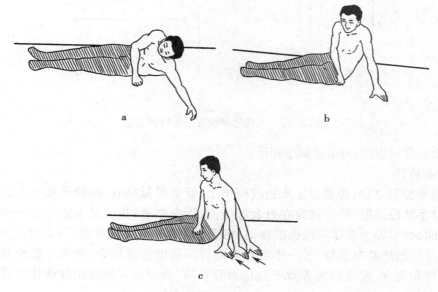

图2-18　截瘫患者独立由仰卧位坐起

第三节 转移活动训练

转移是指人体从一种姿势转移到另一种姿势的过程。转移活动训练是患者独立完成各项日常生活活动的基础。转移训练是为了使患者在被动和主动状态下能完成日常生活及康复锻炼中所需的有目标、有质量、有意义的体位转换及身体移动而进行的训练。内容涉及坐站转换、轮椅、床、坐便之间的转移等。通过转移活动的训练,可预防因身体固定于某种姿势导致的并发症。因此,转移活动训练对于康复治疗的实施以及康复效果的实现具有重要的意义。下面以偏瘫和脊髓损伤患者为例介绍转移活动训练的方法。

考点提示
转移的概念

一、坐位与站立转移

(一)偏瘫患者坐位与站立的转移

1. 独立转移

(1)由坐位到立位:患者坐于床边,双足分开与肩同宽,两足跟落后于两膝,患足稍后,以利负重及防止健侧代偿,双手叉握,双臂前伸,躯干前倾,使重心前移,患侧下肢充分负重,臀部离开床面,双膝前移,双腿同时用力慢慢站起,立位时双腿同等负重(图2-19)。

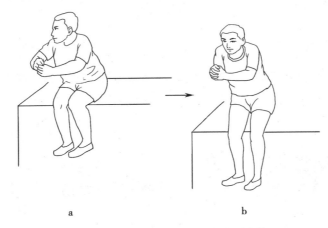

a   b

图2-19 偏瘫患者独立由坐位到立位

(2)由立位到坐位:与上述顺序相反。

2. 辅助转移

(1)由坐位到立位:患者坐于床边或椅子上,躯干尽量挺直,两脚平放地上,患足稍偏后,患者双手叉握伸肘,治疗师站在患者偏瘫侧,面向患者,指引患者躯干充分前倾,髋关节尽量屈曲,并引导患者体重向患腿移动,将重心向前移到足前掌部,一手放在患膝上,重心转移时帮助把患膝向前拉,另一手放在对侧臀部帮助抬起体重,患者伸髋伸膝,抬臀离开床面后挺胸直立,起立后患者双下肢应对称负重,治疗师可继续用膝顶住患膝以防"打软"(图2-20)。

(2)由立位到坐位:与上述顺序相反。

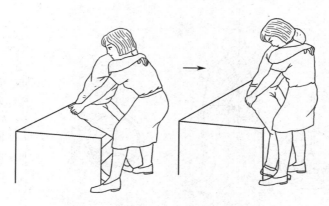

图2-20 偏瘫患者辅助下由坐位到立位

（二）截瘫患者坐位与站立的转移

1. 不同损伤平面的截瘫患者站起训练方法

（1）脊柱稳定或者采取相应措施固定的脊柱不稳定患者：可以练习扶床站立、带支具及不带支具的站立、站稳。下肢随意运动未恢复以前主要依靠上肢及腰背肌、辅助器具进行训练：①扶床站立；②依扶站立（扶拐、扶人、扶双杠）；③自己站立。练站立的同时依靠上肢支撑力进行下肢活动。如膝关节屈伸、髋关节屈伸、踢腿、摆腿等来加强下肢稳定性。

（2）胸10～胸12水平损伤的患者：屈髋肌、下腹肌和下部骶棘肌功能丧失，必须利用长腿支架，上附一骨盆带，以稳定髋部。

（3）胸12～腰2损伤的患者：股四头肌功能丧失，需用长腿支架及膝关节固定带以稳定膝关节，支架在膝部能交锁，行走时支架交锁使膝伸直，坐下时解锁能使膝屈曲呈90°。

（4）腰3～腰4损伤的患者：由于胫前肌功能缺乏，患者需选用双侧短腿支架，或矫形鞋以稳定和背屈踝关节，还需用单拐和双拐进行站立。

（5）腰5以下损伤的患者：因腓肠肌、臀大肌损伤，功能丧失，患者可用单拐、双拐辅助站立。

2. 独立转移 功能性步行要求患者具有从轮椅上站起的能力，下面介绍截瘫患者独立由轮椅站起方法。患者一手放在轮椅扶手，一手扶住拐杖，坐于轮椅前部；转动头部同时撑住拐杖和扶手提起骨盆；平衡好站姿；抓住另一个拐杖，调整好身体姿势。亦可以利用双拐从轮椅站起。双手抓住拐杖坐于轮椅垫前缘；身体前倾，从轮椅站立；利用髋—头关系和降低肩胛骨来推动骨盆向前伸，保持站立平衡；将拐杖向前伸，调整站立平衡（图2-21）。

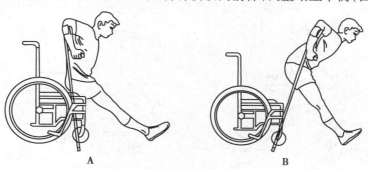

A B

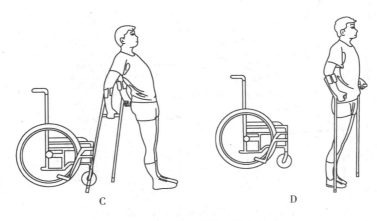

图 2-21　利用双拐从轮椅上站立

坐下动作相对要容易些,背对轮椅站立,拐杖重新置于身后,降低身体坐在轮椅上(图 2-22)。

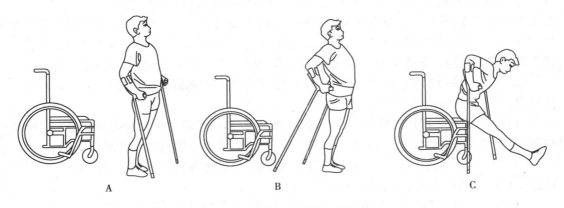

图 2-22　利用双拐从站立位坐下

3. 辅助转移　截瘫患者利用平行杠由坐位到站位的训练方法。

患者坐于轮椅上,身体前倾移至轮椅的前部,双手握住双杠的前方用力站起,治疗师用脚顶住患者的双足以防双脚前滑(图 2-23)。坐下的动作与站起动作相反。

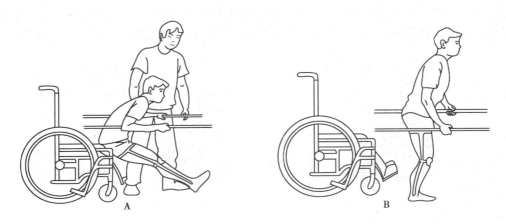

图 2-23　利用平行杠从坐位到站立

二、轮椅与床之间的转移

（一）偏瘫患者轮椅与床的转移

1. **独立转移** 患者坐在床边,双足平放于地面上。将轮椅置于患者健侧,与床成45°角,刹住轮椅手闸,向两侧移开脚踏板;患者用健手抓握轮椅远侧扶手,患手支撑于床上,患足位于健足稍后方,双足全掌着地,与肩同宽;患者躯干前倾,健手用力支撑,抬起臀部,以双足为支点转动躯干直至背对轮椅,确信双腿后方贴近并正对轮椅后坐下;调整坐位姿势,放下脚踏板（图2-24）。由轮椅返回病床的转移与上述顺序相反。

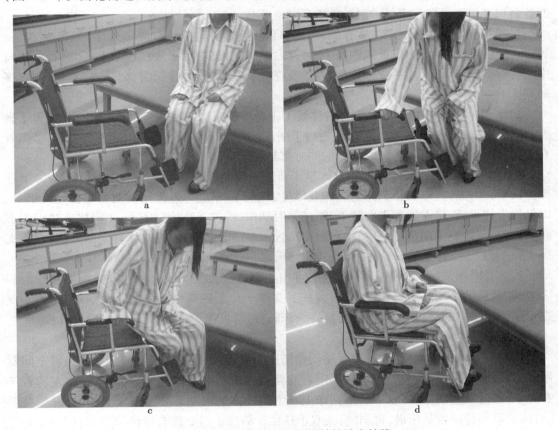

图2-24 偏瘫患者从床到轮椅的独立转移

2. **辅助转移** 患者坐在床边,双足平放于地面上。将轮椅置于患者健侧,与床成45°角,刹住轮椅手闸,向两侧移开脚踏板;辅助者面向患者站立,双膝微屈,腰背挺直,双足放在患足两侧,用双膝内外固定患膝,防止患侧下肢屈膝或足向前方移动;辅助者一手从患者患侧腋下穿过置于患侧肩胛上,抓住肩胛骨的内缘,并将患侧前臂搭在自己的肩上;另一手托住患者健侧上肢,使其躯干前倾。引导患者将重心前移至足前掌部,直至患者的臀部抬离床面,同时嘱咐患者抬头;辅助者引导患者转身,使患者臀部转向轮椅坐下;调整姿势使坐位稳定舒适。

由轮椅返回床的转移与上述顺序相反。

（二）四肢瘫与截瘫患者的转移训练

四肢瘫与截瘫患者完成床上的翻身、卧位与坐位之间的转换、长坐位移动等活动，即可训练患者进行床与轮椅、轮椅与椅、轮椅与座厕、轮椅与浴盆之间的转移。不同平面之间的转移方法比较多，应用时可以根据患者脊髓损伤平面、残存肌力、关节活动度等情况进行选择。较复杂的转移动作除需要具备一定平衡能力外，还需要有很强的上肢肌力。在做转移动作时，头、双肩和躯干要保持前屈，使头部前伸超过膝关节。四肢瘫患者只能完成同一高度之间的转移动作，而大多数截瘫患者经过训练后能够完成不同高度之间的转移动作。四肢瘫患者可利用滑板帮助完成转移动作。主要训练项目包括：

1. 独立转移

（1）床与轮椅之间的独立转移：截瘫患者经过训练能够比较容易地完成独立转移动作，四肢瘫患者需要具备一定的伸肘功能方可独立完成。

1）轮椅到床的成角转移（从右侧转移）：①患者驱动轮椅从右侧靠近床，与床成20°～30°角，刹住轮椅手闸，卸下近床侧扶手，移开右侧脚踏板，双足平放在地面上；②患者在轮椅中先将臀部向前移动，右手支撑床面，左手支撑轮椅扶手，同时撑起臀部并向前、向右侧方移动到床上。

2）床到轮椅的成角转移（从右侧转移）：①患者坐于床边，双足平放在地面上，轮椅置于患者右侧床边，与床成20°～30°角，刹住轮椅手闸，卸下近床侧扶手，移开近床侧脚踏板；②患者右手支撑轮椅远侧扶手，左手支撑床面，同时撑起臀部并向前、向右侧方移动到轮椅上。

3）轮椅到床的侧方转移（左侧身体靠床）：①轮椅与床平行放置，刹住轮椅手闸，卸下近床侧扶手；②患者将双腿抬到床上。四肢瘫患者躯干控制能力差需用右前臂勾住轮椅把手，以保持坐位平衡；将左腕置于右膝下，通过屈肘动作，将右下肢抬到床上；用同样方法将左下肢抬到床上；③躯干向床侧倾斜，将右腿交叉置于左腿上，应用侧方支撑移动的方法，左手支撑于床上，右手支撑于轮椅扶手上，头和躯干前屈，双手支撑抬起臀部将身体移动到床上。

若患者需用滑板进行侧方平行转移，可用如下方法：①、②同上。③将滑板架在轮椅和床之间，滑板的一端放于患者臀下；患者一手支撑于位于轮椅坐垫上的滑板一端，另一手支撑于位于床垫上的滑板一端，抬起上身，将臀部通过滑板移至床上；转移完毕撤去滑板。

由床返回轮椅与上述顺序相反。

4）轮椅到床的正面转移：①患者驱动轮椅正面靠近床，距离30cm，使抬腿有足够空间刹闸；②四肢瘫患者躯干控制能力差，需用右前臂勾住轮椅把手以保持坐位平衡；将左腕置于右膝下，通过屈肘动作，将右下肢抬到床上。用同样方法将左下肢抬到床上；③打开轮椅手闸，向前驱动轮椅紧贴床沿，再刹闸；④双手扶住轮椅扶手向上撑起身体，同时向前移动坐于床上，此过程中要保持头和躯干屈曲；⑤将身体移到床上合适位置，用上肢帮助下肢摆正，调整坐位姿势（图2-25）。

5）利用滑板由轮椅向床的后方转移：此方法只适用于椅背可以拆卸或安装有拉链的轮椅。①患者驱动轮椅从后方靠近床沿，刹闸，拉下椅背上的拉练或卸下椅背；②在轮椅与床之间放置滑板，滑板的一端置于患者臀下并固定好；③患者用双手支撑于床面将身体抬起，向后移动坐于床上；④用双手将下肢抬起移至床上并摆正，调整坐位姿势，最后撤除滑板。

由床返回轮椅过程与上述相反。脊髓损伤患者从轮椅到床的正面转移（图2-26）。

6）利用上方吊环由轮椅向床的转移（左侧身体靠床）：①患者驱动轮椅从左侧平行靠近床，刹闸，卸下近床侧扶手；②患者将双腿抬到床上，再将左手伸入上方吊环，右手支撑于轮

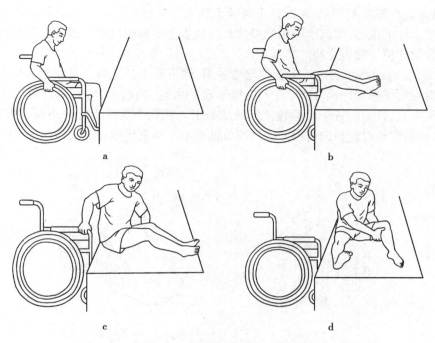

图 2-25　脊髓损伤患者从轮椅到床的正面转移

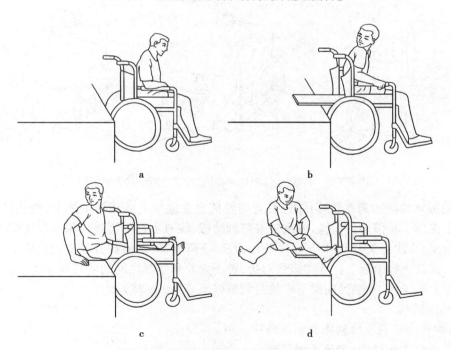

图 2-26　脊髓损伤患者利用滑板由轮椅向床的后方转移

椅扶手;③右手用力撑起的同时,左上肢利用屈肘动作向下拉住吊环,臀部提起,将身体转移到床上。

由床返回轮椅过程与上述相反。

(2)轮椅与地板之间的转移:掌握轮椅与地面之间的转移技术,可以丰富患者的生活内容,如使患者能在海滩上下水,在地板上与孩子玩耍等。这项技术也是重要的自救措施,当患者从轮椅上摔下来后,他就能应用此项技术从地板上回到轮椅中。以 T_{11} 完全性脊髓损伤患者为例介绍轮椅与地板之间的转移方法。

1)轮椅到地板的独立转移:①刹住轮椅手闸,卸下扶手。②将双足放到地板上,移开脚踏板。患者左肘支撑于轮椅靠背,右手支撑于轮椅大轮,抬起上身,左手将轮椅坐垫拉出。③将膝关节伸直,将坐垫置于两前轮之间的地板上。④双手支撑于轮椅座位前方以上抬躯干,并将臀部向前越过轮椅的前沿。⑤逐渐放低重心坐到置于地板上的坐垫上(图 2-27)。

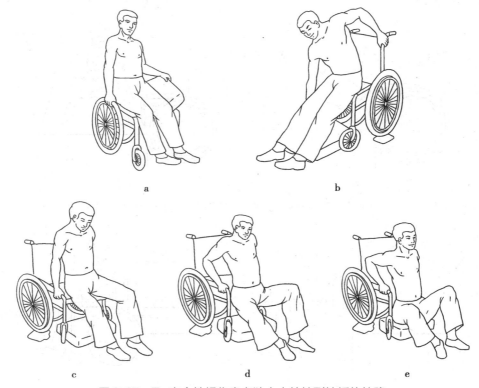

图 2-27 T_{11} 完全性损伤患者独立由轮椅到地板的转移

2)地板到轮椅的独立转移:①患者背向轮椅坐在地板上的轮椅坐垫上,刹住轮椅手闸。患者双手支撑于轮椅坐位前缘,或重新安好脚踏板,将双手置于脚踏板顶端以支撑。②用力支撑上抬躯干,注意头、颈要伸展。③收缩腹肌,下降肩部,向后拉骨盆坐到轮椅上。④用手将双腿上抬放于脚踏板上。⑤将坐垫对折,置于大轮和髋部之间的轮椅扶手上,患者双手支撑于大轮上抬身体,坐垫弹向臀下。最后调整好坐姿(图 2-28)。

2. 辅助转移

(1)四肢瘫患者轮椅到床的辅助转移

1)患者坐在轮椅中,双足平放于地面上。

2)辅助者面向患者,采用髋膝屈曲、腰背伸直的半蹲位,用自己的双足和双膝抵住患者的双足和双膝的外侧,双手抱住患者的臀部;同时患者躯干前倾,将下颌抵在辅助者的一侧肩部,辅助者头转向另一侧。

3)辅助者重心后移用力将患者向上提起,呈站立位后,再向床边转动,注意控制膝关节稳定。

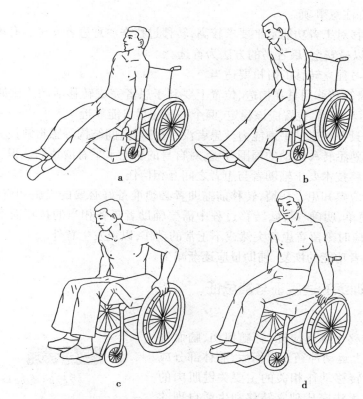

图 2-28　T₁₁完全性损伤患者独立由地板到轮椅的转移

4）患者背对床后，辅助者右手仍扶住患者臀部，左手扶住肩胛骨部位以稳定躯干，同时用双膝控制住患者的膝关节，屈曲其髋关节，将其臀部轻轻放到床上（图2-29）。

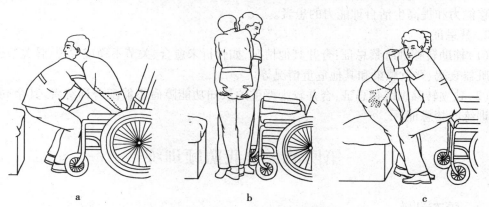

图 2-29　四肢瘫患者由轮椅到床的辅助转移

（2）轮椅与椅之间的转移，轮椅与座厕之间的转移，轮椅与浴盆之间的转移方法类似轮椅与床之间的转移，可参照前述方法依据不同功能障碍患者的需要进行训练。

总之，通过转移训练可提高患者生活自理能力，减少护理依赖，预防并发症，改善患者心理状态，促进再就业，有助于患者回归家庭、重返社会。

3. 转移训练注意事项

（1）独立转移对患者功能水平要求较高,转移过程需注意患者安全。有多种独立转移方法可供选择时,以最安全、最容易的方法为首选。

（2）患者学习独立转移的时机要适当。

（3）床、轮椅等转移用具在构造、位置上要利于患者完成转移活动。比如相互转移的两个平面的高度通常相当、位置应该稳定,两个平面应尽可能靠近。

（4）患者应具备相应的平衡能力。患者没有视野、空间结构等感觉缺损。

（5）患者应熟悉转移活动的周围环境,对自身的功能水平有清楚的认识。

（6）辅助转移技术要求辅助者与患者之间互相信任。

（7）辅助者应熟知患者病情,转移前辅助者必须准备好必要的设施和空间,辅助者对患者下达指令应简单、明确、易懂,转移过程中需要辅助者具备相当的技巧而不能单独依靠体力,而且辅助者应时刻留意患者突然或不正常的动作,以免发生意外。

（8）随着患者功能的恢复,辅助量应逐渐减少。

三、转移训练的适应证与禁忌证

1. 适应证

（1）辅助转移训练适应证:脊髓损伤、脑血管意外、脑外伤等上运动神经元损伤后,肢体部分或完全瘫痪,完成转移动作相关的主要关键肌肉的肌力低于 2 级,无法完成独立转移和生活自理的患者。

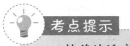

考点提示
转移的适应证

（2）独立转移训练适应证:脊髓损伤、脑血管意外、脑外伤、脊髓灰质炎等上运动神经元损伤后,肢体部分瘫痪,完成转移动作相关的主要关键肌肉的肌力达到 2~3 级,要求恢复独立转移能力和提高生活自理能力的患者。

2. 禁忌证

（1）辅助转移训练禁忌证:合并其他情况,如骨折未愈合、关节不稳或脱位、骨关节肿瘤、重要脏器衰竭、严重感染和其他危重情况等。

（2）独立转移训练禁忌证:合并较为严重的认知功能障碍不能配合训练者,其余同辅助转移训练的禁忌证。

第四节 自我照顾训练

一、更衣训练

（一）偏瘫患者更衣训练

偏瘫患者双上肢不能配合穿衣动作,常为单手操作,必要时对衣服、裤子、鞋等进行改造。

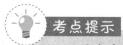

考点提示
偏瘫患者更衣训练方法

1. 穿、脱前开身衣服训练 穿法是患者取坐位,将衣服铺在双膝上。用健侧手将衣袖穿入患侧上肢,然后将衣领和肩部向上拉至患侧肩,健侧手抓住衣服领部,沿颈后将衣服拉至身体对侧,健侧上肢后伸,穿入衣袖内,系好衣扣并整理(图2-30)。脱法是用健手抓住衣领,将患侧衣袖从肩部退至肘关节以下,然后健手脱掉整个衣袖,随后健手再将患侧衣袖脱出,完成脱衣动作。

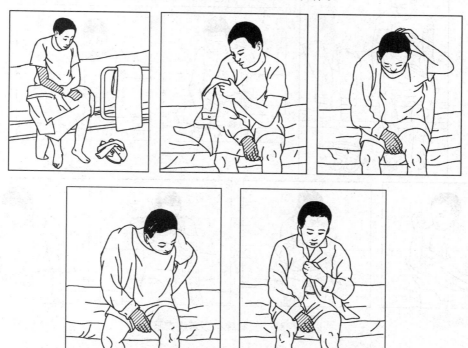

图2-30　偏瘫患者穿前开身衣服

2. 穿、脱套头上衣训练　患者取坐位,先穿患侧,后穿健侧。健手将衣服背向上置于膝关节上,分清衣服前后、衣领、袖笼等,将患手插入同侧衣袖内,并将手腕伸出衣袖,然后健手插入另一衣袖中,并将整个前臂伸出袖口,用健手将衣服尽可能拉向患侧肩部,随后健侧手抓住衣服后身,颈部前屈,将头套入领口并伸出,并整理好衣服(图2-31)。

脱套头上衣时,与穿衣相反,先脱健侧,再脱患侧。偏瘫患者健手抓住衣衫后领向上拉,在背部从头脱出,随之脱出健侧衣袖,最后脱出患侧衣袖,完成脱衣动作。

3. 偏瘫患者穿脱裤子训练

(1)偏瘫患者卧位穿脱裤子训练:坐起,将患侧下肢屈膝屈髋放在健腿上,患腿穿上裤腿后拉至膝盖上方,以同样的方法穿健腿裤子,躺下,蹬起健腿抬起臀部,将裤子提至腰部,扣好纽扣,系好腰带并整理。脱裤子的顺序与穿裤子的顺序相反,只需躺着就可用健足将患侧裤腿脱下。

(2)偏瘫患者坐位穿脱裤子训练:偏瘫患者取坐位,将患腿屈膝屈髋,放在健腿上,健手穿上患侧裤腿,向上提拉,放下患腿,然后穿上健侧裤腿,站起,将裤子提至腰部并整理好裤子,系好腰带。脱裤子的顺序与上述穿裤子的顺序相反,先脱健侧,再脱患侧。

4. 偏瘫患者穿、脱袜子训练　患者取坐位,穿袜子时健手将患腿抬起置于健腿上,用健手撑开袜口,手掌对脚掌将患脚伸入袜口,再抽出手指整理袜底、袜面,将袜腰拉到踝关节处,最后从足跟处向上拉平整理,用同样的方法穿上另一只袜子。脱袜子比穿袜子简单,动作模式类似。

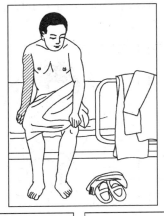
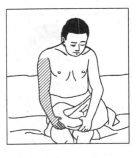
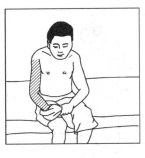
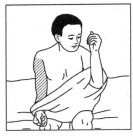
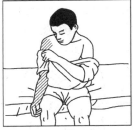
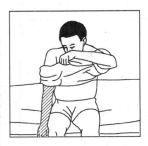
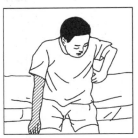

图2-31 偏瘫患者穿套头衣服

5. 穿、脱鞋训练 应选择穿脱方便的鞋。对弯腰有困难的患者,可用简易穿鞋器协助穿脱。

6. 更衣训练注意事项

(1)患者学习自己穿、脱衣服时,健侧肢体应具备基本活动功能,有一定的肌力和协调性。

(2)穿脱裤子时,患者应具备坐位平衡的能力,掌握桥式运动,以便能将裤子拉到腰上。

(3)如健侧肢体有关节活动受限时,应将所穿衣服改制成宽松式,以免硬行穿脱引起疼痛或穿脱困难,使患者失去信心。

(4)衣服应选择方便穿脱的,上衣以宽松、前开身的为宜,衣扣可改为按扣或尼龙搭扣,裤子可选用松紧带裤腰或背带挂钩式。

(5)鞋应选择软底、不系带的,鞋后帮最好稍硬些,有利于穿脱。

(二)脊髓损伤患者更衣训练

上肢具备一定功能的患者可按正常的方式穿衣,例如先将一手伸入同侧衣袖并伸出手腕,同法完成另一手;然后躯干前屈双手上举,使衣服越过头并落于背后,整理衣服。四肢瘫患者由于躯干和双下肢瘫痪,双上肢和双手只有部分功能,平衡困难,所以穿衣时应注意:①采用一定的姿势和方法;②增大衣服尺寸;③选择有伸展性的布料;④改进纽扣,在拉链拉锁上装一个小环;⑤使用加长鞋拔;⑥使用各种类型的长把钳;⑦使用弹性鞋带等。

1. 四肢瘫患者穿、脱开身衣服 要求衬衫的袖口大,衣袖宽松,布料结实。训练方法:①将衬衫前身打开,后身放在膝上,领子朝下放置;②双臂伸入衣袖,腕关节伸出袖孔,双手游离,将手放在胸前衬衫下面,将衬衫推至胸部低头,再将衬衫向上甩过头,当衬衫达到颈背部时,臂伸直,使衬衫落到肩部;③身体前倾,使衬衫后身沿躯干滑下,整理衣服。脱衣服的顺序与穿的顺序相反。

2. 四肢瘫患者穿、脱套头衫 穿法是将左手伸入同侧衣袖,在右手的帮助下左手腕伸出袖口,同法完成右手,然后双手上举,同时头向前伸入衣服并钻出领口整理好衣服。脱法是躯干尽可能前屈,双手将衣服由后领向上拉,直至退出头部,先退出一侧肩和手,再退出另一侧的肩和手。

3. 脊髓损伤患者穿、脱裤子训练 脊髓损伤患者穿裤时应注意在操作时,维持身体的稳定性;当把裤腰拉过臀部时固定一侧,活动另一侧。穿裤子方法根据脊髓损伤平面不同,个人习惯不同,方法各异。下面介绍两种截瘫患者常用的穿裤子方法。

(1)截瘫患者坐位穿裤训练:①患者坐在床上,把裤子散开放在面前;②把手伸进小腿下面,屈膝,抬起下肢并使其外旋,使脚指向裤口,另一只手张开裤子,用双手把腿穿进裤腿内,再将腿放下;③以同样的方法穿另一条腿。当裤子穿到臀部时,用一只肘支撑着,身体向后倾抬起一侧臀部,把裤子拉过臀部。

(2)截瘫患者侧卧位穿裤训练:①患者侧卧位,用同侧肘部支撑床面,另一只手伸到小腿下,屈膝,把上面的腿拉近身体;②先穿上面腿的裤腿;③以同样的方法穿上另一条裤腿;④最后将躯干左右交替倾斜,分别将两侧裤子拉过臀部。

脱裤子的顺序与穿裤子顺序相反。

二、进食训练

(一)吞咽动作训练

患者意识清楚、有吞咽困难但无误咽,应对患者先进行吞咽动作的训练。包括:对口轮匝肌、颊肌、咬肌等口面部肌群进行训练,增强口腔对食物的控制能力;做舌的主动水平前伸、后缩、侧方运动(舌尖顶两侧颊腮部)及卷舌运动;以冰冷棉棒刺激吞咽反射;进行呼吸、咳嗽、构音等训练;注意调配食物的软硬度和黏度,从糊状、羹状食物逐渐过渡到正常饮食;使患者在进食时处于半卧位或坐位,颈部前屈放松,头可转向吞咽无力侧;必要时采用吸管或可挤压的容器摄食;进食时每口量不宜过多,速度不宜过快。

(二)摄食动作训练

对于因上肢关节活动受限、肌力、肌张力异常而不能抓握或动作不协调的患者,除对其进行上肢功能训练,练习摄食动作外,还应对其进行自助具或辅助器具使用的训练。

1. 偏瘫患者进食训练 患者单手用勺进食时,可以使用带有特制碟挡的碟子,以防止食物推出碟外。还可在碗、杯、碟子的下面加一橡皮垫或带负压的固定器,使之在进食时不易移动、倾倒。为了便于抓握餐具,还可用毛巾缠绕餐具手柄起到加粗作用。

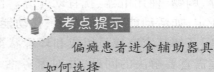

考点提示

偏瘫患者进食辅助器具如何选择

2. 脊髓损伤患者进食训练 四肢瘫患者大多不具备抓握功能,因此需要借助 C 形夹自助具及改良的日常生活餐具等来完成进食,但要求患者具备肘关节的屈伸功能。如在饮食器具上增加、延长或加粗把手等;若患者难以端起茶杯,可改用塑料吸管等,也可使用自助杯、碗、盘。另外,对肌力很弱的患者亦可使用上肢辅助器改善患者独立进食的能力。C_{6-7} 颈髓损伤的患者经过训练可独立完成进食,而 C_5 颈髓损伤患者则不能完成,需要由他人辅助。

三、梳洗训练

上肢功能障碍而不能自行梳洗的患者,除了需要进行上肢功能训练,练习梳洗动作,亦可训练使用自助具或辅助器具完成梳洗。

1. 偏瘫患者的梳洗训练 刷牙或剃须时可将牙刷或剃须刀柄加粗、加长,或在柄上加一尼龙搭扣或 C 形箍;用背面带有吸盘的刷子固定于洗手池旁,将手在刷子上来回刷洗,清洁健手,亦可将毛巾放在洗脸盆边上进行健手清洗;拧毛巾时可将毛巾绕在水龙头上用单手拧干,亦可在水龙头上装上把手,以便于用单手操作;也可以改造水龙头,如使用按压式水龙头、加长把柄的水龙头等;洗澡时可用长毛巾或带长柄的海绵刷涂上肥皂后擦洗后背,肥皂可置于挂在脖子上的布袋里或专用的肥皂手袋里,防止从手中滑落,借用手套巾、长柄浴刷、环状毛巾擦洗。

2. 脊髓损伤患者的梳洗训练 截瘫患者上肢功能均较好,基本可独立完成梳洗活动,而四肢瘫患者则需他人协助完成梳洗。

四、如厕训练

如厕是 BADL 中最后恢复的项目,是患者最希望解决也是最难处理的问题之一。如厕对躯体运动功能要求较高,患者应具备坐位、站位平衡,握持扶手,身体转移等能力。如厕可采用坐式或蹲式,两者训练方法基本相同。具体训练方法:患者站立位,两足分开,一手抓住扶手,另一手解开腰带,脱下裤子,身体前倾,借助扶手慢慢坐下(或蹲下)。便后进行自我清洁,一手抓住扶手,另一手拉住裤子,身体前倾,伸髋伸膝,站起后系上腰带。

第五节 家务劳动训练和社会活动训练

一、家务劳动训练

上肢运动、感觉、协调功能及认知功能恢复较好的患者可进行家务劳动训练。家务活动的内容丰富,如洗、熨烫衣服、铺床、打扫卫生、室内布置、切菜、烹调、布置餐桌、钱财保存、购物、使用电器、抚育幼儿等。作业治疗师在训练前应对患者的家务活动能力进行评定,如活动能到达的范围、移动能力、手的活动、能量消耗、安全性以及交往能力等;还需了解其家庭成员组成和环境状况、患者在家庭中担当的角色,据此选择患者及其家庭需首要解决的问题,并对家务活动进行必要的简化,对家庭设施进行必要的改造,以适应患者的需要。另可指导患者如何应用残存的肢体进行代偿性的活动,如偏瘫患者单手切菜、单手打鸡蛋、单手开启罐头瓶、单手扫地等;如何借助辅助器具做家务,如用改制的刀具、菜板切菜;如何改装家用设备以适应患者的功能水平。如四肢瘫患者通常选用气控、颏控、手控的环境控制系统来完成开关电灯、窗帘、看电视、打电话等完成家务活动,以提高其生活质量。必要时改造家居环境,为瘫痪患者的行动提供最大的方便和最小的体能消耗,如屋内设计应便于轮椅通行以及患者在轮椅上工作;锅的把手要方便拎起,可将把手改装成木制或竹片加粗的把手,以便抓握,使用木头、竹子的把手,以避免烫伤等。

二、社会活动训练

社会活动训练的主要目的是创造条件使患者能够与健全人一同学习、工作和参与文体活动,使他们更好地融入社会。通过参加适宜的职业培训,使其掌握某一工作技能,如电器修理、电脑操作、手工艺制作等。同时文体活动还可以使患者身心愉悦,增强康复的信心。

社会活动训练内容主要包括以下几方面:

1. 作业治疗师应帮助患者积极参与家庭生活,尽可能体现出其家庭角色的相应行为和能力。

2. 根据患者的功能状态、个人兴趣和职业需要,与患者及其家属一起讨论,学习新的知识和技能,进行专业培训。

3. 指导患者充分利用闲暇时间,积极参加有益的集体活动,丰富自己的日常生活。

4. 应用所学的交流技巧和手段与他人交往,接触更多层次的人群。

5. 指导训练患者社交中必需的功能活动,如上街购物、交通工具的使用、进餐馆就餐、到公共场所娱乐等。

此外,对有言语障碍的偏瘫患者还应训练其交流能力,使其能够用言语、手势、文字、图示等任意一种方式来表达自己的意愿,提高与他人沟通和交流的能力。

第六节 日常生活活动能力训练注意事项

日常生活活动能力训练是一项非常艰苦的工作,不仅要求作业治疗师要进行细致的指导和监督,更需要患者的主动参与及家属或陪护人员的积极配合。日常生活活动能力训练应注意以下几方面的问题。

1. 作业治疗师设计训练活动时难度要适当,应比患者现有能力稍高但不应相差太远,经患者努力能完成。

2. 患者完成某一作业活动时,应积极引导其把注意力集中在某一功能动作的完成上,不应要求动作过分集中在某一块肌肉,某一关节的活动上。

3. 如果某一动作完成不正确,需要将动作分解成若干步骤和几个阶段完成。如训练卧床患者自己吃饭,就应将整个动作分解为仰卧位到坐起,保持坐位平衡,持握和使用餐具,送食物进口,咀嚼和吞咽若干动作。患者完成动作时,务必要求每个动作的正确操作。

4. 每一项训练活动应维持良好的姿势和位置。

5. 训练过程中,要注意患者有无疲劳,使用工具训练时的安全性。当患者出现疲劳时应进行休息或减量,对不会安全使用工具的患者应进行具体指导。

6. 训练的内容应与实际生活密切相结合,将训练中掌握的动作必须应用到日常生活实际中去。因此,作业治疗师与患者、家属间的密切沟通和协作,及时了解患者的真实需求是训练成功的重要保证。作业治疗师对每个患者的家庭生活和工作环境必须做实际调查,要根据患者的具体情况进行训练,如果训练与实际生活脱节,则会失去 ADL 训练的意义。注意分析患者在日常生活中存在的困难动作,带着问题进行训练,可以提高康复训练效果。

本章小结

　　日常生活活动能力是维持一个人达到某个程度独立所必须的基本能力,包括运动、自理、交流、家务活动等方面的内容,主要是指床上活动、更衣、饮食、转移、个人卫生、烹调配餐、清洁卫生等家务活动和必要的社交活动等。通过 ADL 训练可以使患者重新获得已失去的日常生活活动能力,减少对他人的依赖,参与家庭生活活动能力,减轻家庭负担,提高生活自理能力,帮助其建立新的活动技巧。患者应积极主动参与到日常生活活动能力训练的全过程,训练中治疗师应指导患者保护好关节,保持良好姿势,必要时使用辅助具,减少体力消耗以节省体能,使患者能充分发挥其潜能,克服身体或心理的障碍,积极面对人生。

(孙晓莉　王亚宁)

目标测试

A1 型题

1. ADL 内容包括(　　)
   - A. 个人卫生
   - B. 家务劳动
   - C. 运动转移
   - D. 更衣训练
   - E. 以上都是

2. 偏瘫患者的床上活动训练哪项是正确的(　　)
   - A. 偏瘫患者向健侧翻身较容易
   - B. 偏瘫患者向患侧翻身较容易
   - C. 偏瘫患者向患侧翻身和向健侧翻身同样容易
   - D. 偏瘫患者不能向健侧翻身
   - E. 偏瘫患者不能向患侧翻身

3. C_6 以上脊髓损伤患者床上活动依赖他人帮助,独立翻身较为困难,是因为(　　)
   - A. 患者伸肘能力较弱
   - B. 患者屈腕能力较弱
   - C. 患者手功能丧失
   - D. 患者躯干和下肢肌肉完全麻痹
   - E. 以上均是

4. 日常生活活动能力训练的主要目的有(　　)
   - A. 尽可能获得生活能力最高水平的独立
   - B. 改善患者的躯体功能
   - C. 学会使用辅助具
   - D. 充分发挥其主观能动性,调动并挖掘其自身潜力
   - E. 上述都是

5. 偏瘫患者在辅助下由坐位到立位的转移,正确的是(　　)
   - A. 患者必须学会依靠健腿负重站起
   - B. 患者必须学会向前倾斜躯干,保持脊柱伸直
   - C. 转移过程中辅助者向下压患者的患膝,鼓励患者站立时健腿充分负重
   - D. 辅助者应教会患者在站立时双膝过伸承重

E. 患者在帮助下从轮椅上站起时,轮椅可不制动,脚踏板也不必移开

X 型题

6. 进食饮水是一综合复杂的过程,与哪些因素有关(　　)

    A. 咀嚼和吞咽　　　　　　B. 基本的平衡能力　　　　C. 姿势和体位

    D. 正常的手功能　　　　　E. 体能和情绪

7. 四肢瘫患者大多不具备抓握功能,因此需要借助以下哪些辅助具及改良的日常生活餐具来完成进食(　　)

    A. 饮食器具上增加把手,延长把手及加粗把手

    B. 在盘子上安装防护装置和防滑盘垫

    C. 将食物及餐具放在便于使用的位置,必要时碗、盘应用辅助具固定

    D. 使用自助杯、碗、盘

    E. 使用肌腱辅助夹板或活动上肢辅助器

8. 家务活动训练内容非常丰富,包括(　　)

    A. 备餐　　　　　　　　　B. 洗衣、做饭　　　　　　C. 清洁卫生

    D. 经济管理　　　　　　　E. 洗脸、洗手

9. 高位脊髓损伤患者双手功能较差,常常需借助技巧和自助具完成系扣动作,以下哪些正确(　　)

    A. 利用手指的残余功能抓住纽扣和纽扣孔,将纽扣慢慢通过纽孔

    B. 也可用弯钩完成系扣动作

    C. 用魔术搭扣

    D. 必要时用牙齿将纽扣孔拉过纽扣将扣系上

    E. 改造衣服

10. 关于独立转移,正确的是(　　)

    A. 此项技术对患者功能水平要求较高

    B. 是由患者独立完成转移活动,不需他人辅助

    C. 床、轮椅等转移用具在构造、位置上要利于患者完成转移活动

    D. 有多种独立转移方法可供选择时,以患者最舒适的方法为首选

    E. 转移过程要注意患者安全

第三章　治疗性作业活动

学习目标

1. 掌握:治疗性作业活动的概念、特点、治疗作用及应用原则。
2. 熟悉:常用治疗性作业活动的常用工具及材料、代表性活动、活动的调整及注意事项。
3. 了解:治疗性作业活动的分类及常用治疗性作业活动的特点。

案例

　　张某,男,45 岁,车祸致特重型颅脑损伤 3 个月入院进行康复治疗。入院情况:表情淡漠,存在严重认知障碍,不配合任何康复治疗,ADL 部分依赖。入院第二天作业评定结果显示,认知功能方面主要问题为注意力、记忆力和执行能力障碍,ADL 能力方面 BI 评分为 60 分,能在监护或少量帮助下进食、穿衣、转移、步行、大小便控制但不能独立处理,不能完成洗澡、修饰等活动,运动功能方面右侧肢体轻偏瘫,运动尚可,仅存在灵活性和协调障碍,其他情况方面伤前工作为司机,爱好下棋,电脑游戏、书法,伤后未曾尝试。

　　请问:1. 该患者的作业治疗方案中应包含哪些方面的内容?
　　　　　2. 该患者可以进行哪些治疗性作业活动?

第一节　概　　述

一、概念及特点

(一)概念

　　治疗性作业活动(therapeutic activities)是指经过精心选择的、具有针对性的作业活动,其目的是维持和提高患者的功能,预防功能障碍或残疾的加重,提高患者的生活质量。

(二)特点

　　1. 具有目的性　每一种活动都必须有其目的,能达到一定的目标。

　　2. 作用与治疗目标相符　每种作业活动都符合患者的需求并能为患者所接受,使患者能积极主动的参与具体的活动。在活动中患者不仅可获得躯体和精神方面的反馈,还能提高和再评定他的活动能力,以便制订新的康复计划。

3. 有利于提高生活质量 多数作业活动与患者的日常生活和工作有关,有助于患者恢复维持基本生活和提高必要的工作技能,提高患者的生活质量。

4. 具有趣味性 患者主动参与有趣的作业活动,将有助于患者本人和作业治疗师共同达到他们的目标。

5. 活动量可调节 活动量可根据患者的功能情况和治疗需要而进行必要的调整。

6. 活动的特异性 作业活动是由作业治疗师根据他的专业知识和判断力,并结合患者的需要选择的,因此,这种活动更能为患者所接受并达到良好的治疗效果。

二、治疗作用

治疗性作业活动的目的在于帮助那些身体、精神、社会适应能力以及情感等方面有障碍的人,恢复、养成并保持一种恰当的、能体现自身价值和改善生活质量的生活方式,并从中得到身心上的满足。其治疗作用归纳如下:

(一)躯体方面的治疗作用

根据所选择的活动不同,可以改善患者的运动功能、感觉功能和 ADL 能力等。

1. 增强肌力 如木工、金工、制陶、泥塑、投篮、通过特殊传感器控制的电子游戏(如 E-Link)等可提高肌力。

2. 增强耐力 如舞蹈、绘画、足球、轮椅竞技、爬山等。

3. 改善 ROM 如乒乓球、书法、舞蹈、橡皮泥作业、篮球等。

4. 减轻疼痛和缓解症状 如通过棋类游戏、牌类游戏、泥塑、音乐等可转移注意力,减轻疼痛,缓解症状。此外也可在热疗下进行作业或利用热的媒介(如加热陶土)进行作业以减轻疼痛。

5. 改善灵活性 如绘画、书法、编织、镶嵌等作业可改善手的灵活性。

6. 改善平衡功能 如篮球、飞镖、舞蹈、套圈、投掷游戏等。

7. 促进感觉恢复 如利用不同材料进行的手工艺制作、棋类游戏、牌类游戏等。

8. 提高 ADL 能力 如 ADL 训练、穿衣比赛、家务活动等可提高 ADL 能力。

(二)心理方面的治疗作用

可以调节情绪,消除抑郁,陶冶情操,振奋精神。

1. 增强独立感,建立信心 如书法、绘画、泥塑、编织、折纸等。

2. 提高成就感、满足感 如金工、木工、制陶、绘画、手工艺制作等可生产出产品的作业。

3. 调节精神和转移注意力 如音乐、棋类游戏、牌类游戏、编织、折纸、电子游戏等。

4. 调节情绪,促进心理平衡 如木工、锤打、剪纸、泥塑等宣泄性活动可使患者合理宣泄,促进心理平衡。

5. 改善认知、知觉功能 如棋类游戏、牌类游戏、电子游戏、书法等可改善患者注意力,提高解决问题的能力。

(三)职业方面的治疗作用

1. 提高劳动技能 通过木工、金工、打字、手工艺制作、园艺等可提高劳动技能。

2. 提高职业适应能力 棋类游戏、牌类游戏、球类活动等集体性活动可增强竞争与合作意识,促进人际交往,改善同事间的关系,提高职业适应能力。

3. 增强患者再就业的信心 通过木工、金工、制陶、绘画、编织、折纸、镶嵌、手工艺制作等治疗性作业活动生产出产品,可增强患者再就业信心。

（四）社会方面的治疗作用

1. 可改善社会交往和人际关系　如园艺、棋类游戏、牌类游戏、音乐等。

2. 促进重返社会　通过生产性活动、竞技性活动、游戏性活动等可促进患者适应社会环境,利于他们早日重返社会。

3. 增强社会对伤残人士的了解和理解　伤残人士通过治疗性作业活动生产出精美的工艺品,残疾人体育运动所表现出的拼搏精神,残疾者的自强不息精神无疑会促进社会对伤残人士的理解和尊重。

三、分类

按作业治疗功能分类的方法,一般分为日常生活活动、生产性作业活动和娱乐休闲性活动等三大类,但各类中又会有重复,如有些娱乐休闲性活动也可以生产出产品,故又可称为生产性作业活动。因此,在本章节的具体活动介绍时并没有划定严格界限,仅从易于理解和掌握的角度分别介绍。

四、应用原则

治疗性作业活动具有良好的治疗作用,但应注意的是这些活动一定是经过精心选择的,具有明确的目的性和针对性,如选择或应用不当则起不到治疗作用,甚至造成相反的结果,尤其是趣味性活动更应进行严格的分析和合理应用。因此,治疗性作业活动的选择和训练应遵循以下原则:

（一）在全面评估的基础上,有目的地进行选择

在选择活动前,首先应对患者的功能情况进行全面的评估,了解其功能状态和治疗目标。评估内容包括一般情况、躯体功能、心理功能、认知言语状态、兴趣爱好、职业情况、康复需求等方面,可通过查阅病历、询问、观察、问卷、检查、测量等全面了解患者的功能情况和治疗需求,找出存在的问题和需解决的问题,并分析解决的先后顺序。

1. 一般情况　包括年龄、性别、文化程度、家庭情况、经济收入、伤病原因、部位、诊断、病情发展等。

2. 躯体功能　包括肌力、ROM、平衡、协调、步行、转移、手功能、ADL、职业能力等。

3. 心理功能　包括伤病前后的情绪、行为、个性有无改变,有无抑郁、焦虑等症状。

4. 认知状态　包括感知、认知、言语等方面,需了解患者注意、记忆、解决问题能力以及有无交流障碍等。

5. 兴趣爱好　选择作业活动前要了解患者的文化背景、生活经历、个人兴趣爱好、有何特长等。

6. 职业情况　工作环境、工作要求、具体工作任务、工作时间、职业兴趣、单位意向等。

7. 康复需求　患者对自身病情及预后情况的了解,对治疗的积极性和预期目标如何。

（二）对活动进行分析,选择既有针对性又安全可行的活动

进行任何活动前,均应进行活动分析,以了解该活动所需要的技能和功能要求、活动的顺序、场所、时间、工具以及有无潜在的危险等。虽然作业活动分析是比较复杂的过程,需花费较长的时间,但是为了能准确选择作业活动使之符合或满足治疗的需要和达到治疗的目的,在作业治疗过程中作业活动分析是非常必要的。

（三）对活动进行必要的调整和修改，适合患者的需求

在功能评估和作业分析的基础上，应对活动进行必要的调整，以更好地达到治疗目的。活动的调整包括如下方面：

1. 工具的调整　如进行象棋训练时将棋子与棋盘加上魔术贴可增加下棋的难度，游戏的同时加强肌力、耐力训练效果；将棋子、棋盘进行改造可用脚来完成下棋活动，以改善下肢的肌力或平衡协调功能；用筷子夹棋则可改善手的精细功能和 ADL 能力；加粗手柄工具可使抓握功能稍差的患者较容易完成活动。

2. 材料的调整　如木工作业中选择不同质地的木材，锯木时对肌力的要求就有所不同，质地较硬的材料对肌力要求较高。

3. 体位或姿势的调整　以下棋为例，站立下进行可增强站立平衡能力和站立的耐力，改善认知功能，提高视扫描能力，坐位下进行则比较容易完成。此外，姿势的调整亦会增强治疗的针对性，如木工作业中钉钉子，不同的姿势可选择性训练腕关节屈伸、尺偏、肘关节屈伸、肩关节内外旋等（图3-1）。治疗用品位置的调整同样可以达到上述的效果。

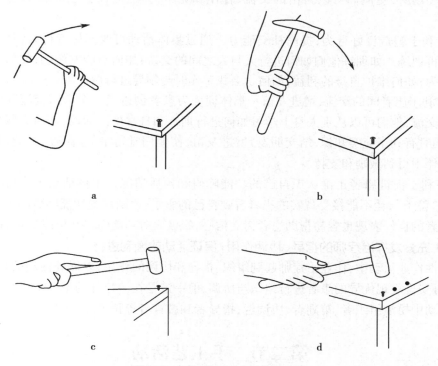

图3-1　钉钉子活动中的姿势变化

4. 治疗量的调整　可从治疗时间、频率、强度进行调整，以改变治疗量。如心脏病患者步行训练时，要严格控制运动量，速度不宜太快，时间不宜过长，运动量以达到适宜心率为度。而对运动员，则运动量可大大超过前者。

5. 环境的调整　训练目的为改善认知功能时，多需要比较安静的环境以避免注意力分散，但若为了提高环境适应能力、实际生活或工作能力，则应在真实环境中进行，如木工车间、金工车间等。

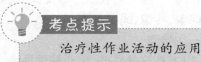

考点提示

治疗性作业活动的应用原则

51

6. 活动本身的调整　为使训练适合患者,往往需要对活动方式、程序进行简化,可选择某一活动中的一个或几个动作进行训练,如选择篮球活动中的传球、投篮、运球分别训练,而不一定是打比赛;对于截瘫患者,可将普通篮球比赛改为轮椅篮球赛。此外,木工、金工等传统的治疗性活动可结合现代电子技术进行改造,使活动更具趣味性和针对性,更适合用于作业治疗。

（四）尽量以集体活动的方式进行,提高患者治疗的积极性和治疗效果

作业治疗鼓励集体训练而不是一对一训练,尤其是趣味性活动,集体训练效果远远优于一对一训练,集体训练优点如下:

1. 有利于提高治疗的趣味性,充分调动患者的积极性　集体治疗可增加治疗的趣味性,使患者更乐于接受。集体活动中的积极分子可发挥良好的榜样作用,对态度消极者是正向鼓励。

2. 有利于培养合作和竞争意识,为患者互相帮助提供机会和场所　集体训练给患者提供了机会和场所,使他们可以自由的交流、合作和竞争,为适应社会生活和重返社会创造条件。

3. 有利于塑造良好行为,提高社交能力　通过集体活动可改变患者行为,对其进行社会功能的再训练。如训练他们如何进行人与人之间的交谈,如何与朋友约会,如何改正自己的攻击行为,如何维护自身的利益,如何学会找工作时与领导进行商谈等。

4. 有利于患者间的交流,增进友谊　集体训练为患者创造了一个自由交流和学习的机会。通过交流,他们可以从别人身上学习如何进行训练和日常生活活动,如何克服自身的功能障碍,同时有利于充实知识,结交朋友,增进友谊,使他们觉得平等、温暖、和谐,并从治疗师及其同伴中得到激励和支持。

5. 有利于促进患者正确认识自己的功能障碍和预后情况　集体活动中病情相似者的情况可为"镜子",让不能接受现实的患者看到自己的影子,逐渐接受功能障碍的事实;同时,功能类似者的良好表现也容易帮助患者树立信心,积极面对功能障碍和可能的预后。

（五）充分发挥治疗师的指导、协调作用,保证活动的顺利进行

治疗性作业活动中,作业治疗师起到组织、指导和协调的作用,以保证活动的顺利进行。当然,也可安排表现优异的患者进行组织与协调,但一定是在治疗师的指导下进行活动。治疗师在活动中扮演组织者、策划者、协调者、指导者和教育者等角色。

第二节　手工艺活动

一、手工编织

手工编织是作业治疗常用的活动之一。根据用途不同可分为器类、衣物类、家具类、装饰类四大类。按工艺技法分为交织、针织、编织、钩织等,按所用原料分为草编、竹编、柳编、藤编、棕编、葵编、绳编等类。

（一）特点

所用工具简单易得,活动易学易练,产品丰富多彩,易于在 OT 开展,特别适合用于手关节活动度训练、灵活性训练、协调性训练等。

（二）常用工具及材料

1. 常用工具　编织框、挂棒、分经棒、毛衣棒针、缝毛线针、钩针、剪刀、镊子、钳子、尺等。

2. 常用材料　丝线、毛线、编织用草、竹片、竹叶、藤条等。

（三）代表性活动

以编结为例进行介绍。编结是由多种多样的绳子一边编一边结，无经纬线之分，可为平面的或立体的，如中国结（图3-2）。

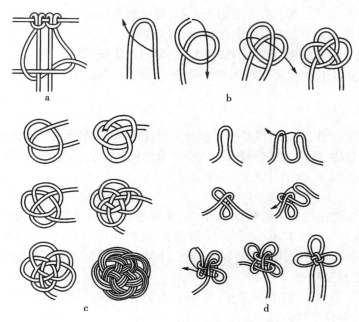

图3-2　编结的基本方法
a. 平结；b. 金线结；c. 梅花结；d. 小草结

中国结的编制步骤可概括为编、抽、修三个步骤。

1. 编　编时既要注意线路走向，辨清线与线的关系，又要注意纹路的平整性，尽量不要扭折。为了方便穿线可将线与线之间的空间留宽一点。编至最后线条太密时，可以借用粗钩针或镊子帮助线头穿越。

2. 抽　编的步骤完成后，要将结抽紧定形，这是整个编结过程中最重要也最困难的步骤。抽时先认清要抽的那几根线，然后同时均匀施力，慢慢抽紧，此时需注意编线有没有发生扭折的现象。

3. 修　结定型满意后，则要通过修来添加装饰附件，对容易松散、易变形或受力之处，可选择与结同色的细线，用缝针进行固定。

（四）活动的调整

1. 材料的选择　对于手功能稍差的患者，可先选用较粗的线进行操作；为了增加肌力，可选藤编并使用较粗的藤条，手部感觉差者则不选过细的线或锋利的草和竹片。

2. 工具或方法的调整　为改善灵活性可选针织或钩织，并选稍复杂的图案或形状；如果治疗目的为扩大上肢ROM，则可利用较大编织框进行大件物品的编织；手功能欠佳者可在钩针的末端增加套环，以利于抓握和稳定。

3. 体位的调整　根据需要可选择站立位、坐位、轮椅坐位，以针对性训练站立平衡、下肢力量和 ROM、坐位平衡和轮椅上的耐力,如为扩大肩关节或躯干的 ROM,可将编织框挂于墙上较高处。

4. 工序的调整 对手功能较差者,可仅选用其中的一两个工序进行训练,也可几个患者流水线作业,如在编结时一人负责编,一人负责抽,另外一人则专门进行修饰,这样可培养合作精神和时间感。

（五）注意事项

1. 针织或钩织时所选用的针不要过于锋利,以免刺伤皮肤。

2. 草编和藤编时注意处理好材料的边缘,以免割伤。

3. 不要选用过细的线进行训练,以防用力拉紧时损伤皮肤。

4. 如需较大的力拉紧时最好选用钳子或镊子,而不是直接用手拉。

二、剪纸

剪纸是指利用剪刀、刻刀将纸镂空一部分后形成图画、图案或文字的过程。剪纸按题材分为人物、动物、景物、植物、组字等种类;按颜色分单色、彩色、套色、衬色、拼色等种类;从形式上分剪纸、刻纸、撕纸、烫纸及以上几种的组合。

（一）特点

剪纸对患者来说比较简单易学,上手容易,趣味性强,具有很强的直观性和可操作性,因工具材料简单、制作工序相对单一、作品丰富多彩、耗时少等特点,较受患者欢迎,易于在作业治疗中广泛开展。较适合用于进行耐力训练、手稳定性训练、灵活性训练等。

（二）常用工具及材料

1. 常用工具 剪纸工具非常简单,常用的有剪刀、刻板、刻刀、订书器、铅笔、橡皮、尺子、胶水、复写纸、彩色笔等。

2. 常用材料 纸(单色纸、彩色纸、金箔纸、银箔纸、绒纸、电光纸等)。

（三）代表性活动

1. 剪纸的基本形状 花样繁多的剪纸作品常有以下基本形状组合而成,包括小圆孔、月牙形、柳叶形、锯齿形、花瓣形、逗号形、水滴形等(图 3-3)。

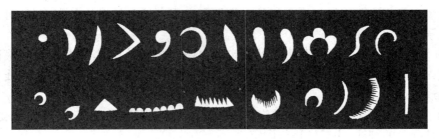

图 3-3 剪纸的基本形状

2. 折叠剪纸基本技法 将纸对折或多折叠起来,再剪出图案称折叠剪纸。一般折叠方法为:将正方形色纸对折、压平再进行折叠,折好后用订书器订好,在折好的纸面上画好图稿,并用剪刀剪出需要的图案,打开折叠部分后一件精美的剪纸作品就完成了,常用的折叠方法有对折折叠法(图 3-4a)、四瓣形折叠法(图 3-4b)、五瓣形折叠法(图 3-4c)、六瓣形折叠法(图 3-4d),实际应用时往往需进行组合(图 3-5)。

图 3-4　折叠剪纸基本技法
a. 对折法；b. 四瓣形折叠法；c. 五瓣形折叠法；d. 六瓣形折叠法

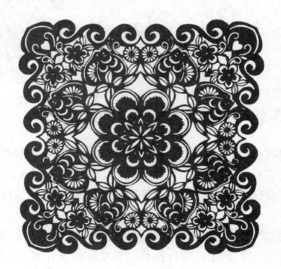

图 3-5　组合剪纸

（四）活动的调整

1. 工具的选择　手抓握功能欠佳者可选用加粗手柄工具，手指伸展不良者使用带弹簧可自动弹开的剪刀；不能很好固定纸者可使用镇尺协助固定。

2. 材料的选择　为增强肌力可选较硬和较厚的纸。

3. 姿势的调整　可根据治疗目的选择坐位或站立位进行训练。

4. 工序的调整　为增强手的灵活性可选折叠剪纸，为发泄不满情绪可选撕纸，为训练耐心提高注意力最好选择刻纸。

（五）注意事项

1. 因所用剪刀或刻刀较为锋利，要注意避免损伤，尤其是手感觉障碍者。

2. 有攻击行为者可只选用撕纸而不用剪刀或刻刀,以免伤及他人或自伤。

3. 刻纸前要先检查刻刀是否牢固,刻纸时刻刀要垂直向下以提高产品质量和防止刻刀断裂伤人。

4. 剪好的图案应分开平放,不要互相重叠以免粘连、损坏,最好放在专门的文件夹内或夹于书内。

三、豆贴画

豆贴画是指使用各种各样的豆为材料制作的粘贴画,是近年才出现的一种新型手工艺方法,所创作的作品立体感强、视觉效果独特,给人耳目一新的感觉(图3-6)。

(一)特点

豆贴画因材料直接来自于日常所吃的粮食,作品颜色丰富,趣味性和吸引力强,操作简便,易于学习和创新,深受患者欢迎,也充分体现了作业治疗的灵活性和实用性。

(二)常用工具及材料

1. 常用工具 剪刀、笔、镊子、白乳胶、棉签、牙签等。

2. 常用材料 各种豆类和粮食(黄豆、绿豆、红豆、黑豆、小米、玉米碎、玉米片、芝麻、麦粒、西米等)、各种丝线、彩纸、橡皮泥等。

(三)代表性活动

豆贴画的制作过程包括构图、选料、粘贴等步骤。作为活动的主要部分,粘贴由涂胶和贴豆两个基本动作完成。

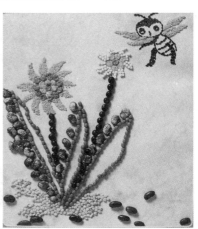

图3-6 豆贴画作品

1. 涂胶 用棉签蘸白乳胶均匀涂抹于彩纸上,注意涂抹范围不要超过设计的图画范围,厚薄要均匀,不可过多或过少。

2. 粘贴 用镊子夹取选好的豆子,安放于画好的图画中相应位置,注意安放平整紧密。

(四)活动的调整

1. 工具的选择 手指灵活性欠佳者可选较大镊子,通过抓握代替捏的动作。为训练使用筷子进食功能,可用筷子代替镊子进行操作,需大面积使用较小材料时可用小勺子代替镊子。

2. 材料的选择 手功能欠佳者可选用较大的豆,如花生米、黄豆或开心果壳进行训练,手功能较好者可多选芝麻、小米、西米等较小材料进行训练以提高手的精细功能。

3. 活动本身的调整 根据患者功能情况及训练目的,可选择画图、选料、涂胶、粘贴中的一个或几个动作进行训练,也可进行流水作业以培养合作精神。

(五)注意事项

1. 选料时要选干燥饱满有光泽的材料以提高作品质量和易于保存。

2. 开始粘贴前要选好用料并分别放于适当的位置,以利于下一步操作并提高计划性。

3. 注意环境卫生,不使用粉末状材料。

4. 使用无毒胶水。

5. 作品应放置于干燥环境保存,注意防霉变和虫蛀。

第三节 治疗性游戏

一、棋类游戏

棋类游戏是深受中国人喜爱的游戏,包括象棋、围棋、跳棋、陆战棋、飞行棋、大富翁棋等。它可以帮助患者提高注意力、记忆力、思维能力,促进人际交往,缓解情绪。

(一)常用工具及材料

象棋、围棋、跳棋、陆战棋、飞行棋、棋盘等。

(二)代表性活动

1. 象棋 规则为广大群众所熟悉,常用来改善思维能力和视扫描能力或转移注意力,甚至仅仅是娱乐以放松心情,缓解紧张状态。

2. 跳棋 常用来改善手的灵活性和思维的敏捷性,同时可进行注意力和耐力的训练。

(三)活动的调整

1. 工具的调整 可改变棋盘和棋子的材料和大小,如为训练下肢可用脚使用改装的棋子进行训练(图 3-7a),为增强手部肌力,可在棋盘和棋子上加上魔术贴以增加阻力(图 3-7b),还可使用筷子夹持跳棋进行训练,以提高手的灵活性和 ADL 能力。

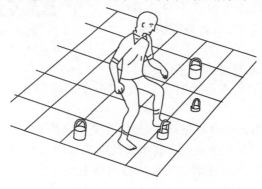

a

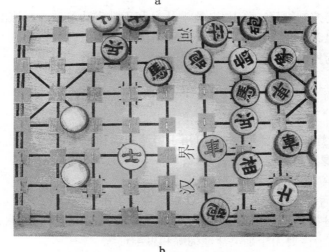

b

图 3-7 棋类游戏

2. 体位的调整 根据需要可在站立位、坐位甚至是蹲位下进行训练。

3. 活动本身的调整 根据患者的功能水平及训练目的选择不同难度的游戏进行训练。

（四）注意事项

1. 注意基本礼节,尊重对手。

2. 避免大声喧哗,以免影响他人正常治疗。

3. 注意情绪控制,尤其是情绪易激动的患者和心肺功能不良的患者。

二、牌类游戏

牌类游戏是作业治疗常用的治疗性游戏,包括扑克牌、麻将牌等。它可提高患者手的灵活性,扩大 ROM,缓解疼痛,促进感觉恢复,提高注意力、记忆力、思维能力、计算能力,促进人际交往等。

（一）常用工具及材料

扑克牌、麻将、桌子、麻将台等。

（二）代表性活动

1. 扑克 根据地区文化的不同,玩法也不尽相同。如为进行计算训练可选用"二十四点"、"十点半"等,进行记忆和思维训练可选择"拱猪"、"拖拉机"、"斗地主"等。

2. 麻将 是中国传统的民间游戏,也是作业训练的常用方法之一。可用于改善手的灵活性,促进感觉恢复,提高认知功能,改善心理状态。

考点提示
改善手的精细功能选择活动

（三）活动的调整

1. 工具的调整 手功能不佳或截肢者可使用持牌器代替抓握;失明者可在牌上打上盲文;可改变麻将的重量和粗糙程度以改变活动难度。

2. 体位的调整 根据需要可在站立位、坐位甚至是蹲位下进行训练。

3. 活动本身的调整 根据患者的功能水平及训练目的选择不同难度的游戏进行训练,也可增加一些额外要求,比如让患者说出前面打出的主要牌等。

（四）注意事项

1. 注意时间的控制,避免时间过久影响休息和正常生活习惯或其他治疗项目。

2. 轮椅坐位患者注意每 30~45 分钟减压一次。

3. 注意情绪的控制,防止过于激动。

4. 杜绝赌博。

三、迷宫

迷宫是作业治疗常用的活动之一,可用于协调训练和思维、记忆训练等。

（一）常用工具及材料

手迷宫、脚迷宫、组合迷宫、玻璃球或金属球。

（二）代表性活动

1. 手迷宫 是指用手控制旋钮,使板面前后左右倾斜,令板上的小球沿迷宫的路线达到终点的游戏过程。主要用于手灵活性训练和思维训练。

2. 脚迷宫 通过脚来控制旋钮,使板面前后左右倾斜,令板上的小球沿迷宫的路线达到终点的游戏过程。主要用于下肢协调性训练。

3. 组合迷宫　通过手脚并用的方式完成的训练方法。可训练肢体的协调性,增强肌力。

（三）活动的调整

1. 工具的调整　对手柄或控制旋钮进行改装,以适合抓握不佳者或力量不足者使用。

2. 游戏本身的调整　可选用手迷宫、脚迷宫、组合迷宫;也可通过小球的数量和路线改变训练的难易程度,如可选择单个小球训练,也可训练使多个小球同时达到终点。

（四）注意事项

多数患者可进行此活动,而且活动比较安全,无特殊注意事项。

四、电脑游戏

电脑游戏因其独特的视听效果和引人入胜的情节深受大众喜爱,特别受到青少年的青睐,因此可用来进行训练,尤其是一些益智游戏十分适合进行认知训练。

（一）常用工具及材料

电脑及配套硬件、游戏盘、游戏机、操作手柄、游戏软件。

（二）代表性活动

用于作业训练的游戏有许多,可充分利用网络资源,使用在线或下载游戏进行训练。较常用的传统游戏有"记忆大师"（用于记忆训练）、"仓库大师"（推箱子,用于思维训练）、"逃避吃人花"（用于手功能、解决问题的训练）、"迷宫游戏"（注意力训练和定向训练）、"爆笑打野鸡"（用于手灵活性和反应能力训练）、"拼图游戏"（用于结构组织训练）、"大富翁"（虚拟生活训练）,以及专门设计的训练游戏软件。

（三）活动的调整

1. 工具的选择　可使用游戏控制手柄、特制手柄（图3-8）、改装键盘或鼠标进行输入和游戏（图3-9）,最好使用触摸屏以提高患者的直接参与,也可使用自助具（图3-10）帮助抓握困难的患者完成训练。

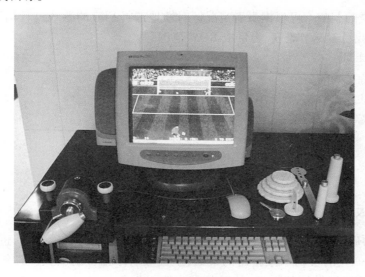

图3-8　特制手柄

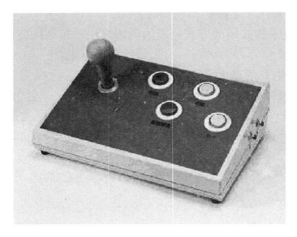

图3-9 改装键盘或鼠标

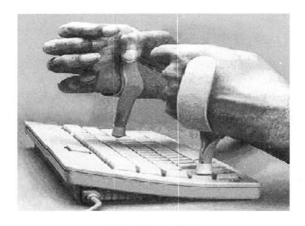

图3-10 自助具

2. 活动本身的调整 可根据患者情况针对性地选择相应的游戏进行训练,也可对游戏进行改装,使游戏易于调节难度、力量或 ROM 范围。

（四）注意事项

1. 注意保持正确的姿势

2. 注意休息,避免过久坐于电脑前训练。

3. 分清现实和虚拟的关系,防止沉溺于虚拟世界。

第四节 改善躯体功能性训练

一、磨砂板训练

磨砂板由磨砂台与磨具组成。磨砂台是可供患者模仿木工磨砂作业,进行上肢功能训练的台子,有 0°~45° 的可调节倾斜角的桌面,上面放有木盘样的磨具。训练时患者双手握磨具,用健肢带动患肢做屈伸活动,使磨具在桌面上反复运动,以改善患肢动作的协调性。患者可采用坐位训练与立位训练,通过训练,增大患肢关节活动度,还可以增加磨砂板的摩擦力,通过抗阻力活动,提高上肢肌力。磨砂板主要用于改善患者上肢肌力、协调性和增加关节活动度(图3-11)。

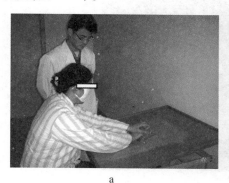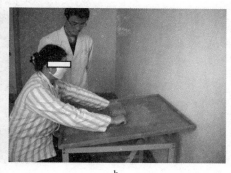

图 3-11　磨砂板

（一）特点

磨砂板为木质材料,具有方便、安全、实用、稳定性好、易于操作的特点。台架耐用,长期使用不松垮,台板倾角可调整。

（二）常用工具及材料

木质台板、木质磨砂具、钢或木质台架。

（三）代表性活动

1. 协调性训练　中枢神经系统病变的患者可模仿木工作业中用砂纸磨木板的操作,进行上肢伸展运动,以改善上肢粗大动作的协调性。患者可从坐位开始训练,逐渐达到立位姿势。磨砂具的主体是一块木板,它可以在台板上滑动,不同磨砂具的区别之处在于手柄的形状、位置不同,供患者根据不同的需要选用。

2. 关节活动度训练　上肢伸展、屈曲运动,同时也可训练上肢的关节活动度。

3. 肌力训练　通过在磨砂具木板底面不加砂纸、加砂纸或加不同粒度的砂纸,可在砂磨作业训练中获得不同的运动阻力,从而起到训练上肢肌力的作用。

（四）活动的调整

1. 工具的选择　手指灵活性欠佳者可通过自助具万能袖带代替抓握的动作。

2. 材料的选择　磨砂具木板底面不加砂纸、加砂纸或加不同粒阻力的砂纸。

3. 活动本身的调整

（1）通过改变磨砂具木板底面的摩擦力,或者在磨砂具木板上加不同重量的沙袋,可在砂磨作业训练中获得不同程度的运动阻力。

（2）体位的选择:可在坐位、站立位、轮椅坐位上进行,以使活动更具针对性。

（五）注意事项

1. 注意保持正确的姿势。

2. 避免摔倒。

二、滚筒训练

滚筒是一个可以滚动的长圆柱状体。临床上常用于偏瘫和小儿脑瘫等患者的康复治疗(图3-12)。

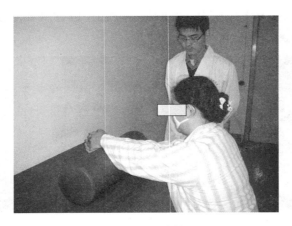

图 3-12　滚筒

（一）常用工具及材料

滚筒、桌子和体操垫。

（二）代表性活动

滚筒的活动过程包括筒滚动和肢体的运动,可训练头颈控制、上肢肌力、平衡功能及躯体旋转功能等。

（三）活动的调整

1. 脑瘫患儿

（1）将滚筒放在体操垫上,患儿俯卧于滚筒上,双上肢支撑于地面体操垫上,同时用玩具吸引患儿,诱导其抬头,进行头颈控制训练。

（2）将患儿俯卧于滚筒上,上肢伸直着地,下肢屈曲髋关节、膝关节,用四肢同时支撑身体,进行手、膝位的支撑负重训练(滚筒的高度应低于患儿上肢的长度)。

（3）将患儿俯卧于滚筒上,治疗师握住患儿大腿向前滚动,以诱导患儿双上肢出现向前方的保护性伸展反应,用以支撑身体。

（4）将患儿横卧于滚筒上(滚筒的长度应大于患儿身体的长度),治疗师可用双手固定住患儿的髋部或躯干下部,慢慢转动滚筒使患儿分别向两侧倾斜,诱导出患儿上肢分别向两侧的保护性伸展反应。

（5）让患儿骑坐在滚筒上,滚筒的高度要适中,使患儿的双脚平放在地面上,治疗师慢慢转动滚筒,使患儿躯干分别向两侧倾斜,诱发坐位的左右平衡反应。又可让患儿横坐在滚筒上,治疗师慢慢转动滚筒,使患儿分别向前后倾斜,诱导出患儿上肢分别向两侧的保护性伸展反应。

2. 偏瘫患者

（1）训练时将滚筒置于桌面上,患者的健肢带动患肢随筒滚动,可训练上肢粗大运动的协调性,增加上肢关节的活动度,并能缓解偏瘫患者的上肢痉挛。另外,偏瘫患者还可以自己应用滚筒做助力运动。由于多数偏瘫患者在坐位或者站位不能克服重力完成肩关节前屈、肘关节伸展、前臂旋后、腕关节背伸及手指伸展,所以滚筒训练可显著改善患者的上肢各个关节的活动范围。

（2）按照 Brunnstrom 偏瘫患者肢体功能评定法,滚筒适用于痉挛阶段,联带运动阶段,部分分离运动阶段及分离运动阶段的患者。不同功能阶段的患者,滚筒的应用方法各异。

①痉挛阶段的患者:嘱患者 Bobath 握手,上举上肢,并把双上肢置于滚筒之上,利用健侧上肢带动患侧上肢在滚筒上滚动。②联带运动阶段的患者:嘱患者 Bobath 握手,上举上肢,并把双上肢置于滚筒之上,利用健侧上肢带动患侧上肢在滚筒上滚动,待肩关节能够前屈 90°且不伴随疼痛,上肢痉挛有所缓解之后,利用健侧手带动患侧前臂做前臂旋后运动。③部分分离运动阶段的患者:上述动作能够完成之后,先由治疗师帮助患者做腕关节的背伸运动,然后给予口令协助患者完成助力运动,从而逐渐诱发出手腕及手指功能。

(四)注意事项

做好保护,预防患者摔伤。

第五节 其他治疗性作业活动训练

一、园艺

园艺活动包括种植花草、栽培盆景、园艺设计、游园活动等。利用园艺活动进行训练以达到愉悦心情,促使身心健康目的的训练方法称为园艺疗法。园艺疗法是对于有必要在其身体以及精神方面进行改善的人们,利用植物栽培与园艺操作活动,从社会、教育、心理以及身体诸方面对他们进行调节的一种有效方法。

(一)花木种植

花木种植是指通过种植园林植物所进行的活动,包括园林花卉的生产、园林树木的生产以及园林草坪的生产及养护等活动。较适合用于进行肢体实用功能训练、耐力训练、肌力训练、耐力训练、平衡和体位转换训练等。

1. 常用工具及材料

(1)常用工具:花盆、铁锹、耙子、花剪、花铲、水桶、喷壶、喷雾器、浸种容器、手套、塑料薄膜等。

(2)常用材料:培养土、园林植物、草花种子、肥料、农药等。

2. 代表性活动

(1)草花的播种育苗:包括培养土的配制、苗床(箱)的准备、净种、种子消毒、播种、覆土、保湿、移苗、定植等过程。

(2)花卉的养护管理:包括上盆、换盆、盆花摆放、转盆、倒盆、松盆、施肥、浇水、整形修剪等。

3. 活动的调整

(1)工具的调整:手抓握功能不佳者使用加粗手柄工具或自助具,改变手柄形状以利于手功能欠佳者使用。

(2)场地或位置的调整:可选择室内和室外场地进行训练,如身体功能较好者可选室外训练,而体弱者或活动不便者宜进行室内训练;可通过改变工作位置(如花架的位置和高度)使训练更具针对性。

(3)活动本身的调整:根据患者情况和场地条件,选择不同活动或不同工序进行训练,如可仅选浇水、松土、修剪中的一个或多个活动进行训练。

4. 注意事项

(1)园艺场地可能存在不平整和有其他障碍物的情况,训练时要预防摔倒,平衡功能欠佳者尤其注意。

（2）部分工具较锋利,使用时注意避免造成人体伤害。

（3）有自伤和伤人者慎选此活动。

（4）对初学者和情绪控制欠佳者不宜选用名贵花卉进行训练以免造成不必要的损失。

（5）注意不同植物对阳光的需求和控制。

（6）根据花木的需要控制浇水量和时间。

（二）花木欣赏

花木通过迷人的色彩、绚丽的花朵、芳香的气息以及别致的造型给人以心旷神怡的感受,通过花木欣赏可调节情绪、愉悦心情,增加对生命的热爱和生活的信心,通过游园活动增加了与大自然接近的机会,激发生活的热情。

1. 常用工具及材料　无须特殊工具和材料,但需要有合适的场地和场所,如医院花园、周围公共花园、绿化带等。

2. 代表性向活动

（1）花木欣赏:通过选择不同的花草种类可达到相应的治疗作用,如欣赏红色使人产生激动感,黄色使人产生明快感,蓝花、白花使人产生宁静感,绿色植物给人积极向上的感觉。丁香花有止痛、杀菌、净化空气的作用;茉莉花有理气解郁作用;菊花有清热明目的功效;仙人掌可以吸收大量辐射污染;艾草具有安神助眠功效。

（2）游园活动:通过集体游活动方式进行,如到附近的花园、公园进行游玩并开展活动（如写生、摄影等）,可改善心理状态,强化运动功能,增加人际交往能力,密切医患关系。

3. 活动的调整

（1）场地的选择:尽量选取户外场地进行,但对于行动不便或病情严重者可在室内进行,甚至置于床边的一盆小花或一束鲜花也会给患者带来生活的勇气和信心。

（2）活动本身的调整:根据需要选择相应的活动和程度,如可自己驱动轮椅到公园,也可在他人帮助下前往。

4. 注意事项

（1）注意花木的选择,避免使用有害花草进行训练。

（2）户外活动时注意温度对患者的影响,尤其是体温调节功能障碍的患者。

（3）户外活动时不宜到较远的场所进行,并提前做好安全防护。

二、艺术活动

艺术活动有着悠久的历史,古人早已有了通过艺术活动治疗疾病的思维和实践,真正意义上的艺术治疗是从 20 世纪 40 年代开始的,于 1969 年在美国成立艺术疗法协会,把艺术和治疗疾病结合在一起,但直到 20 世纪 80 年代艺术治疗才在健康服务领域被认可,随后得到快速发展。艺术活动的内容包括:音乐、绘画、舞蹈、戏剧、书法、诗歌等,本节侧重对音乐、绘画、书法等作业治疗常用活动进行介绍。

（一）音乐

早在 2000 多年前,我国最早的医学专著《黄帝内经》就提出了"五音疗疾"的理论,但作为一门完整的学科,音乐治疗是从 20 世纪 40 年代才开始的。我国则是从 20 世纪 80 年代开始正式应用,并于 1988 年开设音乐治疗专业,1989 年成立中国音乐治疗学会。音乐疗法的主要内容包括音乐欣赏、乐器演奏和声乐歌唱等。

1. 常用工具及材料　根据科室实际情况、病种特点和患者的兴趣爱好,可选择下列一种或多种工具和材料进行训练:各种乐器(如钢琴、手风琴、电子琴、口琴、小提琴、吉他、笛子、手鼓、架子鼓、二胡等)、录音机、电脑、电视机、DVD 机、音箱、磁带、光盘、麦克风等。

2. 代表性活动

(1)音乐欣赏:音乐欣赏只要有简单视听器材就可进行训练,不同的音乐具有不同的作用,如节奏明快的乐曲可使情绪消沉的患者精神振奋,节奏缓慢乐曲可使烦躁的患者安静,并具有降低肌张力的作用。

(2)乐器演奏:各种乐器都可成为训练工具,吉他等弦乐器演奏可改善手的灵巧性和心理功能,敲打手鼓等击打乐器可改善手的灵活性和上肢 ROM,吹笛子等管乐器可提高呼吸功能和改善手的协调性。

(3)声乐歌唱:常用的为卡拉 OK,本活动可训练呼吸功能并增进患者间的交流,也可以缓解情绪和放松精神,提高治疗积极性和生活的信心,是患者乐于接受的训练方法,多选用集体方式进行训练。

3. 活动的调整

(1)活动本身的调整:主要根据训练目的和方式进行调整,如手灵活性稍差的患者选用击打乐器,而不是弦乐器或管乐器。

(2)环境的调整:环境对音乐治疗非常重要,故最好在相对独立和安静的环境下进行训练。

4. 注意事项

(1)所选取的乐曲一定要适合患者功能训练的需要,否则可能带来与治疗目的相反的结果,如选用摇滚乐来训练会使情绪激动者更加兴奋。

(2)注意卫生,尤其是吹奏乐器,最好单独使用固定的乐器,如需公用则应进行消毒。

(3)治疗中注意观察患者的反应,集体治疗时注意控制相互间的不利影响。

(二)绘画

色彩和线条是绘画的生命,更是人类情感的结晶,早在 20 世纪 20 年代弗洛伊德就提出,绘画可以治疗心灵创伤。绘画活动包括欣赏和自由创作两方面。按使用的材料分为中国画、油画、壁画、版画、水彩画、水粉画、素描等;按题材内容分为人物画、风景画、静物画、花鸟画、动物画、建筑画、宗教画、风俗画等。绘画的六要素为线条、平面、体积、明暗、质感、色彩。较适合进行肩、肘关节活动度练习、耐力练习、调节情操等。

1. 常用工具及材料 画笔(钢笔、铅笔、毛笔、水粉画笔、水彩画笔、中国画毛笔、木炭条等)、画纸、颜料、调色盒、画夹、直尺、小刀、橡皮胶纸等。

2. 代表性活动

(1)素描:素描是一种单色画(图 3-13),通过线条的浓淡,或者只用单一色调来表现和创造形象,常用于培养训练视觉思维和发展技能,是绘画的基础。素描的基本元素为形体结构、形体透视、明暗关系等。采用素描进行绘画训练是最为方便的训练方法之一。

(2)水粉画:是以水为媒介调和含粉颜料的作画方法,与水彩不同的是水粉颜料色质不透明,具有较强的遮盖和覆盖底色的能力。水粉表现力极为丰富,其色泽鲜艳、明亮、深厚、柔润。其特点为作画时非常灵活,表现形式丰富多样。

(3)水彩画:是以水为媒介调和水性颜料作画的一个独立画种,包括透明水彩画和不透明水彩画。水彩画轻快透明,变化丰富,水色滋润,以其淳朴、清新、滋润、明快的韵味和艺术效果给人以独特的美感。

65

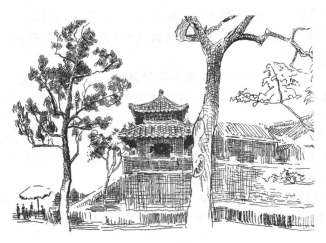

图3-13 素描作品

（4）中国画：按照艺术的手法来分，中国画可分为工笔、写意和兼工带写三种形式；从艺术的分科来看，中国画可分为人物、山水、花鸟三大画科。用笔和用墨方面，是中国画造型的重要部分。用笔讲求粗细、疾徐、顿挫、转折、方圆等变化，以表现物体的质感。一般来说，起笔和止笔都要用力，力腕宜挺，中间气不可断，住笔不可轻挑。用笔时力轻则浮，力重则钝，疾运则滑，徐运则滞，偏用则薄，正用则板。要做到曲行如弓，直行如尺，这都是用笔之意。而对于用墨，则讲求皴、擦、点、染交互为用，干、湿、浓、淡合理调配，以塑造形体，烘染气氛。

3. 活动的调整

（1）工具的调整：手功能不佳者可加粗画笔手持的部分，不能抓握者可使用自助具固定画笔于手上，或通过自助具用头、口或脚进行绘画；不能很好固定画纸的可使用镇尺或画夹固定。

 考点提示

手功能不佳者绘画工具的调整

（2）姿势和位置的调整：根据需要可在坐位、站立位下进行训练，也可调整画纸的位置为平放、斜放、竖放而改变上肢的活动范围。

（3）活动本身的调整：根据患者的情况选择不同的绘画方法进行训练，初学者可选素描，有一定基础者可选水彩画、水粉画；上肢协调障碍者选用不需使用颜料和特殊工具的素描进行训练，而为训练协调性或颜色识别能力则可选水彩画、水粉画进行训练。

4. 注意事项

（1）注意绘画和持笔姿势正确，避免长时间出现不良姿势。

（2）需使用颜料时注意保持画面和治疗场所的清洁。

（3）使用安全无污染的材料和颜料进行创作。

（三）书法

书法是以汉字为表现对象，以毛笔及各类硬笔为表现工具的一种线条造型艺术。通过书法进行治疗和训练的方法称为书法疗法。现代书法包括硬笔书法、软笔书法和篆刻艺术三大类，按字体分楷书、隶书、行书、魏碑、篆书、草书等。

1. 常用工具及材料　文房四宝（笔、墨、纸、砚）为书法的主要工具和材料，笔包括毛笔

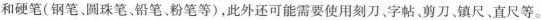

和硬笔(钢笔、圆珠笔、铅笔、粉笔等),此外还可能需要使用刻刀、字帖、剪刀、镇尺、直尺等。

2. 代表性活动

(1)写字姿势:写毛笔字一般有坐姿和站姿两种姿势,写小字时以坐姿为主,写大字时以站姿为主。写钢笔字常用坐姿,与写毛笔字姿势基本相同。

1)正确的坐姿需头正、身正、腿展、臂开、足安。

2)正确的站姿为头俯、身躬、臂悬、足开。

(2)执笔方法

1)毛笔执笔方法:最佳执笔方法为五指执笔法,其方法可用五个字概括:按、压、钩、顶、抵。具体方法为:①按:用大拇指指腹斜而稍后仰的部位贴住笔杆内侧,由内向外用力;②压:用示指的第一节紧贴笔杆的外侧,由外向内用力;③钩:就是用中指第一节钩住笔杆的外侧,由外向内用力,加强示指的力量;④顶:用无名指指甲根部至第一节偏上部顶住笔杆右内侧,由右内向左外推,与钩的用力方向相对,用以加强大拇指的力量;⑤抵:就是用小指紧紧地抵着无名指,以增加无名指的力量。

2)钢笔执笔方法:一般采用三指执笔法,也可用5个字概括:按、压、顶、抵、靠,具体要求是:右手执笔,大拇指、示指、中指分别从三个方向捏住离笔尖3cm左右的笔杆下端。示指稍前,大拇指稍后,中指在内侧抵住笔杆,无名指和小指依次自然地放在中指的下方并向手心弯曲。笔杆上端斜靠在示指的近节指骨处,笔杆和纸面呈50°左右夹角。

(3)运腕方法:写毛笔字时,腕部随着运笔的上提下按、轻重徐疾而作相应摆动的方法,又叫腕法。执笔在指,运笔则靠腕,运腕有保持中锋、开展笔势、充分调动全身力量、灵活进行提按顿挫的作用。运腕的方法主要有四种:

1)平腕:就是右手腕直接贴在桌上,适于写小字(图3-14a)。

2)枕腕:用左手垫在右腕的下面,适于写一般的小字(图3-14b)。

3)提腕:用肘部撑在桌面上,使手腕提起来,是一种使用最广泛的运腕方法,适宜写2~3寸的中字(图3-14c)。

4)悬腕:腕和整个右臂全部悬空,将活动轴心移到肩上,适合写大字(图3-14d)。

(4)运笔方法:也称用笔,就是笔尖从落纸起书写各种点画起止运行的规律,每写一笔画,都包括笔、行笔、收笔三步。毛笔书法基本要求是笔锋"欲左先右、欲右先左、欲上先下、欲下先上"。笔的运行要"收藏笔锋,逆入平出","横画竖下,竖画横下","有往必收,无垂不缩",不能呆板的平来直去。当然,各种书法的运笔方法不尽相同,但归根到底都是上述基本法则的发展和变化。钢笔书法线条变化不大,笔法也简单,不需逆锋时"藏头"及回锋时"护尾"。

3. 活动的调整

(1)工具的选择:手功能不佳不能抓握者可使用自助具固定笔于手上,双上肢功能障碍者可使用脚书写或通过自助具用头、口书写;不能很好固定纸的可使用镇尺固定。

(2)姿势和位置的调整:根据需要可在坐位、站立位下进行训练。

(3)活动本身的调整:根据患者的情况选择不同的方法进行训练,所选毛笔、钢笔、圆珠笔、铅笔、粉笔、水笔等笔的种类不同,训练要求和针对性也稍有不同,同一种笔写大字和小字对手和上肢的灵活性和ROM要求也不相同。

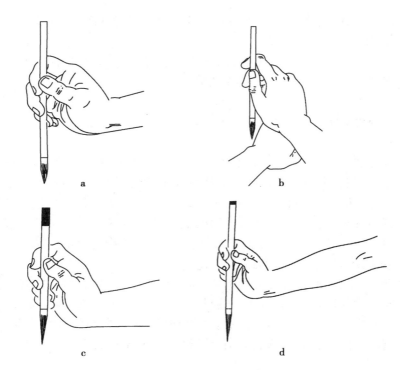

图 3-14 运腕方法
a. 平腕；b. 枕腕；c. 提腕；d. 悬腕

4. 注意事项

（1）注意所选取的姿势和持笔姿势正确，避免长时间不良姿势。

（2）毛笔书法训练时注意保持纸和治疗场所的清洁。

（3）毛笔书法训练前后均应对毛笔进行清洗，以保证书法质量。

三、体育活动

体育活动主要包括健身类、娱乐类和竞技类体育。用体育活动进行治疗的方法称体育运动疗法，又称适应性体育或康复体育。常用于康复训练的体育活动有篮球、足球、排球、乒乓球、台球、飞镖、射击、游泳、太极拳、八段锦、五禽戏等。

（一）篮球

篮球是深受广大群众喜爱的体育运动项目，具有趣味性强、易学易练、运动量适中等特点，适合伤残人士进行训练，甚至在轮椅上都可以进行，轮椅篮球已成为残疾人体育正式比赛项目。

1. 常用工具及材料　无须特殊工具及材料，只要篮球、篮球架或特制篮筐就可开展训练。

2. 代表性活动

（1）传球：是作业治疗进行平衡训练和扩大关节活动范围训练最常用的方法，包括胸前传球、上手传球、侧身勾手传球、反弹传球、单手传球等。

（2）投篮：是上肢功能训练和耐力训练较常用的方法，训练可采用原地投篮、行进间投篮、跳起投篮、坐位下投篮、轮椅上投篮、自由投篮等。

（3）轮椅篮球：轮椅篮球是残疾人体育中最具观赏性的运动之一，轮椅篮球选手是由下肢截肢、脊髓灰质炎或脊柱损伤运动员组成。1960年第一届罗马残奥会上轮椅篮球被列为正式比赛项目。除了特殊规则外，轮椅篮球与一般篮球从场地到规则基本相同。轮椅篮球没有两次运球违例，但场上队员持球移动时，推动轮椅1~2次后就必须拍球一次或多次，或传球、投篮。比赛时，运动员的脚不能触及地面，臀部亦不能离开轮椅。

3. 活动的调整

（1）工具的选择：如患者存在功能水平或场地的限制，可采用降低高度的特制篮筐，为增强肌力和耐力，可在手臂上加沙袋进行训练。

（2）体位的调整：可在坐位、站立位、轮椅坐位上进行，以使活动更具针对性。

（3）活动本身的调整：可选投篮、传球、运球中的一个或多个活动进行训练，也可选择正式或非正式比赛进行。

4. 注意事项

（1）注意安全，尤其是比赛中的安全。

（2）训练和比赛时不可随身携带多余物品，如手机、钥匙等，以免造成伤害。

（3）进行平衡训练时应注意保护、以防摔倒。

（二）乒乓球

乒乓球是残疾人体育活动中最易开展的项目之一，也是最受中国观众喜爱的运动项目之一。技巧性强，尤其适合灵活性、手眼协调性和上肢关节活动范围的训练。

1. 常用工具及材料　所需工具简单，场地要求不高，只要有乒乓球、球拍、乒乓球台就可开展该训练。

2. 代表性活动

（1）基本技术：与普通练习和比赛一样，包括发球、接发球、步法、推挡球、搓球、削球、短球、杀高球、反手攻球、正手攻球、放高球、滑板球、回击弧圈球、弧圈球等技术。

（2）轮椅乒乓球：轮椅乒乓球是作业治疗较容易开展的体育运动项目，其规则除特殊规定外与普通比赛相同。

3. 活动的调整

（1）工具的调整：抓握功能不良者可加粗球拍手柄。

（2）体位的调整：可根据患者的功能情况选择在站立位、轮椅坐位上进行训练。

4. 注意事项

（1）所用场地和球台符合残疾人使用要求。

（2）训练时注意监护和保护，以防摔倒、碰伤。

（三）飞镖

飞镖运动是一项风靡全球的室内体育运动，集趣味性、竞技性于一体，深受普通大众的欢迎。飞镖运动历史悠久，起源于15世纪的英格兰，十几年前才正式传入我国，但由于其技术简单易于掌握，不需专门的场地和设施，且运动量适宜，不受年龄、性别的限制，经济实惠，是作业治疗最为常用的训练项目之一。较适合用于进行肘部及手部关节活动度训练、平衡训练、协调训练、耐力训练等。

1. 常用工具及材料　飞镖器材十分简单，只要有镖盘和飞镖就可进行训练和比赛。

2. 代表性活动

（1）基本姿势和动作：①肩：在投掷过程中肩部保持不动，只有手臂是动的，身体的其他部分都应保持一定的姿势不动。②肘：在投掷动作的前期即手臂后甩时肘部应基本保持不动，在手臂前挥飞镖加速过程的某一点，肘部顺势上扬。③腕：腕固定不动或通过甩腕的动作来增加速度。

（2）投掷过程：①瞄准：使眼睛、镖、目标点成一线。②后移：后移程度依个人而定，一般说来越远越好，但不要移得太远。③加速：不要太快，也不要太用力，尽量自然圆滑的运动，沿着一定的抛物线方向。在此过程应适当地提肘，如果采用甩腕动作，也要遵循原来的曲线方向，直到飞镖脱手。④释放：只要用正确的方法投掷，此步骤只是前面几步的自然延伸。⑤随势动作：在投出镖之后，手应继续沿着原来瞄准目标的方向而不是立刻下垂手臂。

3. 活动的调整

（1）工具的选择：为保证安全和避免损坏治疗场所，可使用吸盘式飞镖进行训练，也可选用粘贴性飞镖或用吸盘式羽毛球取代飞镖。

（2）体位调整：可选择站立位、坐位和轮椅坐位进行训练。

4. 注意事项

（1）注意安全，有攻击行为者不适于参加本活动。

（2）使用适当的防护措施，避免飞镖损伤周围墙面或人群。

 本章小结

　　治疗性作业活动是作业治疗中常采用的一种特有的治疗方法，患者在反复实施和完成作业活动的过程中获得身、心两方面的康复。本章重点介绍了临床中几种常用的治疗性作业活动，它充分体现了作业治疗的实用性和灵活性，也是作业治疗师创造性和开拓性的具体体现。

（李　卓）

目标测试

A1 型题

1. 对治疗性作业活动的调整不包括以下哪项？（　　　）

　　A. 工具的调整　　　　　　　B. 材料的调整　　　　　　C. 体位或姿势的调整

　　D. 治疗量的调整　　　　　　E. 与患者的沟通

2. 以下不属于音乐疗法的内容的是（　　　）

　　A. 音乐欣赏　　　　　　　　B. 乐器演奏　　　　　　　C. 声乐歌唱

　　D. 音乐创作　　　　　　　　E. 卡拉 OK

3. 以下主要用于耐力训练的治疗性作业活动是（　　　）

　　A. 书法欣赏　　　　　　　　B. 听音乐　　　　　　　　C. 拉锯作业

　　D. 折纸　　　　　　　　　　E. 电脑游戏

4. 以下不属于木工作业特点的是（　　　）

　　A. 方便　　　　　　　　　　B. 实用　　　　　　　　　C. 强度不可调节

D. 安全   E. 易于操作

5. 以下不属于治疗性作业活动的是( )

    A. ADL 活动   B. 缝纫   C. 制作矫形器

    D. 折纸   E. 下棋

6. 以下用于改善手的灵活性的作业活动是( )

    A. 剪纸作业   B. 音乐欣赏   C. 利用编织框编织

    D. 太极拳操   E. 郊游

7. 增强手指精细活动的作业训练是( )

    A. 编织   B. 推重物   C. 滚筒训练

    D. 功率自行车   E. 阅读训练

8. 选择治疗性作业活动的最主要依据是( )

    A. 治疗室的条件   B. 治疗师的特长

    C. 患者及家属的需要   D. 医生的建议

    E. 经济上的考虑

9. 为促进重返社会,以下活动恰当的是( )

    A. 剪纸作业   B. 音乐欣赏   C. 利用编织框编织

    D. 太极拳操   E. 郊游

10. 患者,男,54 岁,教授,脑梗死后左侧肢体活动受限,现在手 Brunnstrom 分期 V 期,下列作业活动中最适合增强患者手功能的是( )

    A. 砂磨   B. 调和黏土   C. 拧龙头

    D. 打字   E. 手摇缝纫

X 型题

11. 治疗性作业活动的治疗作用包括( )

    A. 身体方面的治疗作用

    B. 心理方面的治疗作用

    C. 职业方面的治疗作用

    D. 环境方面的治疗作用

    E. 社会方面的治疗作用

12. 进行乒乓球作业所需的基本要求是( )

    A. 具有专业的球技

    B. 基本的平衡能力

    C. 一定的认知和感知功能

    D. 正常的手功能

    E. 具有一定的手眼协调能力

13. 进行治疗性游戏时应注意的是( )

    A. 治疗时间的控制,避免久坐

    B. 人数的控制,最好单人进行

    C. 注意情绪的控制,避免过于激动

    D. 不需考虑患者的个人爱好,按治疗师的安排进行

    E. 注意保持正确的姿势,避免强化不良姿势

14. 作业治疗师在治疗性作业活动中所起的作用包括(　　)

    A. 信息交流者　　　　　　　B. 计划者　　　　　　　　　　C. 角色扮演者

    D. 指导和教育者　　　　　　E. 参与者

15. 为增强耐力,可选择的作业活动有(　　)

    A. 负荷下进行套圈　　　　　B. 木工作业中的锯木

    C. 园艺活动中的转盆　　　　D. 篮球

    E. 游泳

第四章　认知与知觉障碍的作业疗法

学习目标

1. 掌握：认知障碍、知觉障碍的概念与康复训练原则。
2. 熟悉：常见认知障碍、知觉障碍的类型与作业治疗。
3. 了解：各种认知障碍和知觉障碍的临床表现。

第一节　概　　述

认知功能属于大脑皮质的高级活动范畴,是指人在对客观事物的认识过程中对感觉输入信息的获取、编码、操作、提取和使用的过程,是输入和输出之间发生的内部心理过程。广义的认知包括认知觉和感知觉。常见认知障碍包括注意力、记忆力、思维、解决问题能力及推理能力障碍等;常见知觉障碍包括失认症、失用症、躯体构图障碍、视觉辨别障碍等。

一、认知与认知障碍

(一)定义

1. **认知**　认知是认识和知晓事物过程的总称。包括感知、识别、记忆、概念形成、思维、推理及表象过程。实际上认知是大脑为解决问题而摄取、储存、重整和处理信息的基本功能。

2. **认知障碍**　当认知功能因大脑及中枢神经系统障碍而出现异常,称之为认知障碍。有多方面的表现,如注意、记忆、推理、判断、抽象思维、排列顺序的障碍等,临床上以注意障碍、记忆障碍多见。

(二)常见认知障碍

1. **注意障碍**　注意力是指人们集中精神于某种特殊内、外环境刺激而不被其他刺激分散的能力。这是一个主动过程,包括警觉、选择和持续等多个成分。警觉是一个人对周围环境反应的一种状态,选择是人们将刺激对应于做的事,持续是将注意力维持一段时间的能力。按其水平,注意可分为以下五种类型:

(1)重点注意:对特殊感觉(视觉、听觉、触觉)信息的反应能力。如上课时专心听讲,认真读书等。

(2)连续注意:一段时间注意某项活动或刺激的能力,又称之为集中。它与警觉有关,取决于紧张性觉醒的维持水平,如在公路上开车、看电视、在功能训练中观察患者等,都需要此类注意。

(3)选择性注意:选择有关活动、任务,而忽略无关刺激(如外界的噪声,内在的担心等)的能力。如在客厅里别人看电视,你却在看报纸或做作业。这与有意向选择某项活动有关。

（4）交替注意：两项活动之间灵活转移注意重点的能力。如正在做某项工作时，电话铃响了，你会暂停工作去接电话，然后再恢复工作。

（5）分别注意：对多项活动同时反应的能力，也称之为精神追踪、同时注意。如驾车时，边开车边听广播等。

注意形成方式包括自动注意和有意注意。上述五种注意类型能够在意识支配下或自动发挥作用，大多数活动都需要 2 种以上的注意。有意注意一般是缓慢而又费力，需要精力集中并涉及一系列处理过程，如学习新技能、解决某个问题等；而自动注意则较快，涉及平行的处理过程，如展现已知的技能等。

注意的过程可以帮助人忽略无关刺激，从而保证注意的清晰、完善和深刻。当进行一项工作时，不能持续注意，常是脑损伤的表现。轻者不能充分注意，但对简单刺激有反应；严重者可出现无法进行注意力转移，表现为重度痴呆的现象。注意力代表了基本的思维水平，注意过程的破坏对其他认知领域有负面影响。注意障碍的康复是认知康复的中心问题，只有纠正了注意障碍，记忆、学习、交流、解决问题等认知障碍的康复才能有效进行。

2. 记忆障碍 记忆是既往经验在脑内的贮存和再现的心理过程，包括信息的识记、保持和再现三个环节。传统三段式记忆模式包括：

（1）瞬时记忆：又称感觉性记忆，包括视觉、听觉、触觉信息的输入及短暂的加工处理。信息保留时间以毫秒计，最长 1~2 秒。

（2）短时记忆：又称之为工作性记忆，信息保留时间在 1 分钟以内。

（3）长时记忆：不同的长时记忆又可分为近期记忆和远期记忆。近期记忆指信息保留时间在数小时、数日、数月以内；远期记忆保留时间以年计，包括幼年时期发生的事件。根据信息提取（回忆）过程有无意识的参与，分为程序性记忆和陈述性记忆。程序性记忆又称内隐记忆。自动地、不需要有意识提取信息的记忆，即对于信息的回忆不依赖于意识或认知过程，如条件反射和运动技巧；陈述性记忆又称外显记忆。需要有意识提取信息的记忆，即对于信息的回忆依赖于意识或认知过程。陈述性记忆又分为情节性记忆和语义性记忆。情节性记忆是记忆与事件整个过程相关信息的记忆，包括发生时间、地点及相关条件背景，如个人亲身经历及重大公众事件；语义性记忆则是有关一般知识、事实、概念及语言信息的记忆。各种记忆互有区别又相互联系（图 4-1）。此外，根据记忆内容记忆可分为形象记忆、逻辑记忆、情绪记忆和运动记忆。有些记忆障碍可仅涉及一段时期和部分内容。

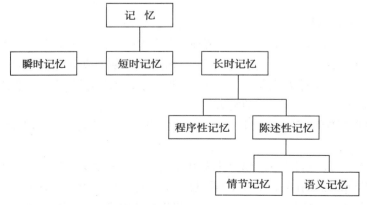

图 4-1 记忆的分类及其相互关系

记忆障碍为脑损伤后最常见的症状之一,表现为不能回忆或记住伤后所发生的事件,但对久远的事情回忆影响不大。虽然记忆力随时间推移可逐步改善,但大多数人仍有严重问题。某种程度记忆障碍可在脑损伤后2年才出现,对个人重返工作岗位和独立生活能力逐步产生影响。

二、知觉与知觉障碍

(一)定义

1. 知觉　知觉是人对客观事物各部分或属性的整体反映,是对事物的整体认识或综合属性的判别。知觉以感觉为基础,但不是感觉的简单相加,而是对各种感觉刺激分析与综合的结果,是大脑皮质的高级活动。

2. 知觉障碍　知觉障碍是指在感觉传导系统完整的情况下,大脑皮质特定区域对感觉刺激的认识和整合障碍,可见于各种原因所致的局灶性或弥漫性脑损伤患者。根据损伤部位和损伤程度的不同,知觉障碍可有各种不同的表现形式。临床上以各种类型的失认症、失用症、躯体构图障碍以及视觉辨别障碍常见。

(二)常见知觉障碍

1. 失认症　失认症是指并非感觉器官功能不全或智力低下、意识不清、注意力不集中、言语困难以及对该事物不熟悉等原因,而是由于大脑

损伤,不能通过相应的感官感受和认识以往熟悉的事物,但仍可以利用其他感觉途径进行识别的一类症状。

(1)视觉失认:指在没有视觉障碍、语言障碍、智力障碍等情况下,不能通过视觉认识原来所熟悉物品的质、形和名称,包括视物体失认、面容失认、同时失认及颜色失认等。

(2)触觉失认:指触觉、温度觉、本体感觉以及注意力均正常,不能通过触摸识别原已熟悉的物品,不能说出物品的名称,也不能说明和演示物品的功能、用途等。

(3)听觉失认:指没有听力下降或丧失,能判断声音的存在,但不能识别和肯定原本熟悉的声音的意义。

(4)单侧忽略:又称单侧空间忽略、单侧不注意或单侧空间失认,是指对来自损伤半球对侧的刺激无反应,主要以视觉形式表现,也可以表现在近体空间的触觉及空间表象上。表现为以体轴为中心,离体轴越远越容易忽略。多见于右脑顶叶以及颞-顶-枕叶结合部位的损伤,也见于枕叶、额叶以及丘脑、内囊等部位的损伤。左侧大脑半球的病变也可以出现忽略症状,但发生率低且很少迁延到慢性期。

单侧忽略与偏盲是性质完全不同的障碍。偏盲是由于视束和视中枢受损所致,患者通常了解障碍的存在并主动转头代偿;而单侧忽略患者不能意识到存在的障碍而无主动代偿动作,即使反复提醒也不能完成。

2. 失用症　失用症指在意识清楚、无感觉和运动功能障碍,或其不足以影响相关活动的情况下,患者丧失完成有目的复杂活动的能力。在无

肌力下降、肌张力异常、运动协调性障碍、感觉缺失、视空间障碍、语言理解障碍、注意力差或不合作等情况下,不能正确的运用后天习得的运动技能进行目的性运动的运用障碍。根据症状表现和发生机制的不同,临床上将失用症分

为运动性失用、意念运动性失用、意念性失用、结构性失用、穿衣失用、步行失用、发音失用、口颜面失用等。失用症可以表现为双侧或一侧的失用，多见于左侧脑损伤的患者，且常合并失语。现介绍几种临床常见的失用症。

（1）运动性失用：患者在无肢体瘫痪、共济失调、感觉障碍、异常反射等运动障碍情况下，不能按要求进行有目的的运动。常表现在一侧肢体的失用，并以上肢为主，甚至只见一部分肌肉群的运动功能障碍。动作笨拙，动作的困难与动作的简单或复杂程度无关，在进行精细动作时更易出现。如写字、穿针、扣衣扣、弹琴等。

（2）意念运动性失用：患者可以理解指令却不能把指令传达到动作执行器官，知道如何做，也可以讲出如何做，但自己不能完成。患者知道自己执行动作中的错误，但无从纠正；能做日常简单的动作，但不能按指令完成复杂的随意动作和模仿动作，如令其指鼻，却摸耳朵；嘱其伸舌却张口等。

（3）意念性失用：患者失去执行复杂精巧动作和完成整个动作的观念，表现为可以正确完成复杂动作中的每一个分解动作，但不能把分解动作按照一定顺序排列成为一套连贯、协调的功能活动，也不能描述一项复杂活动的实施步骤，患者可以模仿检查者动作。如擦火柴点烟动作，患者可出现用烟去擦火柴盒等错误动作；开门时不知怎么用钥匙。

（4）结构性失用：涉及空间关系的结构性运用障碍，表现缺乏对空间结构的认识，丧失对空间的排列和组合能力。如患者在拼图、拼积木、绘画时往往出现排列错误，上下、左右倒置，比例不适，线条的粗细不等，长短不一，支离分散而不成形。

（5）穿衣失用：患者不能正确按顺序穿衣，穿衣时上下颠倒，正反及前后颠倒，纽扣扣错，将双下肢穿入同一条裤腿等。

3. 躯体构图障碍 躯体构图障碍指缺乏对自身的视觉和心理印象，包括对自身的感觉，特别是与疾病有关的感觉，不能辨别躯体结构和躯体各部位的关系。常见躯体构图障碍有左右分辨障碍、躯体失认、手指失认、疾病失认等。

（1）左右分辨障碍：指不能理解和应用左右的概念，不能辨别自身、他人及环境的左右侧（方）。

（2）躯体失认：指识别自己和他人身体部位的能力障碍，表现为不能执行需要区别身体部位的指令。

（3）手指失认：指在感觉存在的情况下不能识别自己和他人的手指，包括不能命名或指出被触及的手指。

手指失认很少单独出现。当双侧手指失认同时合并左右分辨障碍、失写、失算时称为古茨曼综合征（Gerstmann's syndrome），与优势半球角回损伤有关，故又称角回综合征。

（4）疾病失认：是一种严重的躯体构图障碍，患者否认、忽视或不知道瘫痪的存在及其程度，表现为对瘫痪漠不关心或完全否认。严重者常伴有偏身感觉缺失、单侧空间忽略以及智力和记忆的损害，影响患者对障碍的理解和治疗效果。一般当疾病开始恢复时疾病失认会逐渐消失。

4. 视觉辨别功能障碍 视觉辨别功能障碍指观察两者之间或自己与两个或两个以上物体之间的空间位置关系和距离的障碍，包含图形-背景分辨困难、空间关系障碍、地形定向障碍、物体恒常性识别障碍、距离与深度知觉障碍等多种症状。

（1）图形-背景分辨困难：指不能忽略无关的视觉刺激和选择必要的对象，故不能从背景中区分出不同的形状，不能从视觉上将图形与背景分开。如不能从抽屉中找到要寻找的物品,不能找到轮椅的车闸等。

（2）空间关系障碍：指不能感知两物体之间以及物体与自身之间的位置关系,不能理解含有方位词的指令（如上、下、前、后以及内、外等）。如不能正确摆放物品、不能正确读出钟表的时间、穿衣困难等。

（3）地形定向障碍：指不能理解和记住两地之间的关系,无论是否使用地图均无法从一地走到另一地,表现为不能从治疗室回到病房,找不到回家的路,在熟悉的环境中迷路;也不能描述所熟悉的路线或环境特征等。

（4）物体恒常性识别障碍：指不能观察或注意到物品形状上的细微变异,不能鉴别形状相似的物体,或者不能识别放置于非常规角度的物品。

（5）距离与深度辨别障碍：指患者在判断物体距离及深度上有困难。

第二节　注意障碍的作业疗法

一、评定

注意障碍的评定主要通过使用神经心理学测验对被试者注意的选择性、持续性、转移的灵活性方面进行评定,亦可通过测试其信息处理的速度和效率来进行评定。

（一）视跟踪和辨别

1. 视跟踪　让患者看着一光源,测试者将光源向患者左、右、上、下移动,观察患者随之移动的能力,每个方向评 1 分,正常 4 分。

2. 形状辨别　让患者复制一根垂线,一个圆,一个正方形和大写字母 A,每项评 1 分,正常 4 分。

3. 划消测验　常用于注意持久性的检测。有不同类型的划消测验,如数字、字母或符号的划消等。如字母划消：每行中有 52 个英文字母,共有 6 行,每行有 18 个要删除的字母,随机分散在每行字母中,要求被测试者以最快的速度准确地删除目标字母,100 秒内删错多于一个为注意有缺陷（图 4-2）。

```
EUHNKCVAUYFEJCECEHXSFENUCENBEKVCIUXVXKEHAEQTFEPOZXEC
JCYEUFESALCEKNELKACYEUYENCYCVBEAOIEVMEVKCUHECHUIEHAN
SEJCOKEHXSEUHNKCVACYFENUCENEHCEQTFEPOZXECBEKVCIUEVXK
KCVAEYBEJCBCEUHNEHXSFENUCENXKEHGEQTFEPOZXECBEKVCIUGE
UYGEJCECEHXSFENEUHNKCVACIUCVXKEHGEQTFECPOZXECENBEKVC
JEUHCNKCVAUEYCMEHXESENUCENBEKVCIFUCXEHCVXKEHEQTFEPOZ
```

图 4-2　字母删除图

4. 连线测验　检查注意和运动速度,因简单易行,故被广泛使用。它包括两种类型：A型（图 4-3）,一张纸上印有 25 个小圆圈,并标上数字 1～25,要求患者尽快地将数字按顺序用直线连接 25 个圆圈,即 1-2-3-4-5……24-25;B 型（图 4-4）,一张纸上印有 13 个 1～13 的数字,另外还有 12 个标有 A～L 的字母,要求患者尽快地将 1-A-2-B-3-C……12-L-13 连接起来,以完成的时间评分。一般认为 A 型主要反映大脑右半球的功能,即反映较为原始的知觉运动速率;而 B 型则是反映大脑左半脑的功能,除了包括知觉运动速率之外,还包括了概念和注意转换等能力。

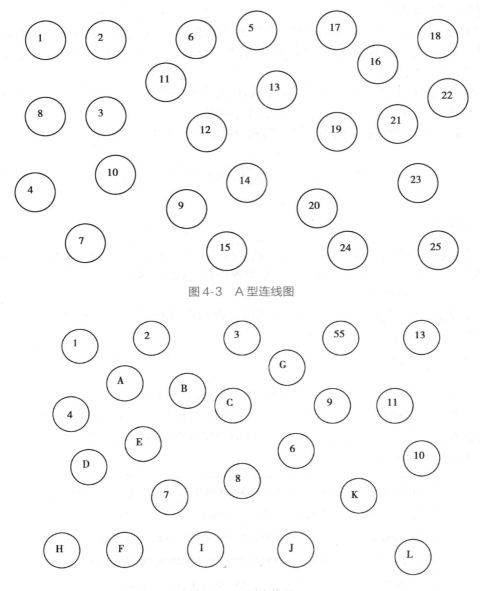

图 4-3 A 型连线图

图 4-4 B 型连线图

(二)听跟踪和声辨别

1. 听跟踪　让患者闭目听铃,将铃在患者左、右、前、后和头上方摇动,让患者指出铃所在的位置。每种位置评 1 分,少于 5 分为异常。

2. 字母、词或特定声音的辨认　向患者播放一段录音,其中有一定数量的指定字母或词或特定声音,让患者每听到此字母或词或特定声音时拍击一下桌子,敲击次数少于出现次数为有注意缺陷。

3. 数字顺背和倒背测验　采用韦氏智力测验中数字倒背和顺背分测验,亦可测试被试的注意能力。如测试者以每秒一个的速度读出随机排列的数字,从 2 个开始,每念完一组让患者重复一次,一直进行到患者不能重复为止。复述不到 5 个数字为异常。

（三）斯特鲁普测验

斯特鲁普测验(Stroop test)有英文单词、文字两种形式,一般有 4 页,第一页是用黑体字书写的文字,第二页则是不同颜色的色块,第三页和第四页则是使用不同于字义颜色所书写的文字。第一页和第三页分别要求被试者尽快读出该页的文字,第二页要求被试者尽快读出色块的颜色,第四页的任务则是要求患者尽快读出书写文字所用的颜色,分别记录读字或命名颜色所用时间。这一测试中,第四页的测试被认为是测验被试者的选择性注意。

（四）日常专注力测验

日常专注力测验(test of everyday attention TEA)是唯一一个有正常参考值的专注力测验,由 Ian H. Robertson,Tony Ward,Valerie Ridgeway 和 Ian Nimmo-Smith 于 1993 年制定而成。TEA 只评定选择性及警觉性的专注系统,将日常活动作为测验项目,如通过不同的声音或指示灯,在无和有背景噪声中分辨双向电梯的位置,在电话簿中查阅指定的一组电话号码,边数数边查阅电话,核对彩票等内容。本项测试可以预测右脑偏瘫的康复结果。

以上详细评定方法可参考本套教材《康复评定技术》。

二、作业疗法

（一）基本技能训练

1. 反应时训练　通常采用简单的反应时作业,改善和提高对于刺激的反应速度。如给患者秒表,要求患者按训练者指令启动秒表,并于 10 秒内自动按下停止秒表,当误差小于 1~2 秒时改为不让患者看表,开启后心算到 10 秒停止;然后时间可延长至 2 分钟,当每 10 秒中误差不超过 1.5 秒时,改为一边与患者讲话,一边让患者进行上述训练,要求患者尽量不受讲话的影响分散注意。此外,有些竞赛性活动项目也可用于增强和加快对于刺激的反应能力,如投球、击鼓传花等。

2. 注意的稳定性训练

（1）视觉注意稳定:可以进行视跟踪、删除作业、猜测游戏等。

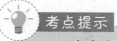

考点提示

注意障碍稳定性训练内容

1）视跟踪:训练过程中,要求患者与治疗师保持目光接触,训练患者注视固定和追视移动的目标。

2）删除作业:训练注意和运动速度,因简单易行,故被广泛使用。可在白纸上写汉字、字母或图形,让患者用笔删除指定的汉字、字母或图形。

方法一:在 16 开白纸上写几个大写的汉语拼音字母如 LSNURKGBD(亦可依患者文化程度选用数目字、图形),让患者用笔删去训练者指定的字母如"B"。改变字母的顺序和规定要删除的字母,反复进行数次,成功后改用两行印得小些的字母,以同样的方式进行数次。随着治疗的进展,可进一步增加训练的难度,如改为三行或更多的字母、纸上同时出现大写和小写字母、穿插加入以前没出现过的字母等。

方法二:线条删除。在图 4-5 中,让患者用铅笔将线条做交叉状删除。

方法三:图形删除。在图 4-6 中,让患者用铅笔将五角星删除。

3）猜测游戏:取两个透明杯子和一个乒乓球,在患者的注视下由测试者将两个杯子依次反扣在桌上,其中一个杯子反扣在球上,让患者指出哪一个杯子中有球,反复数次;无误差后

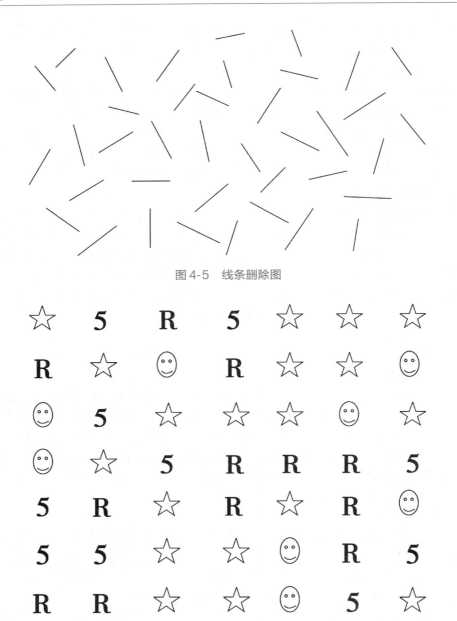

图4-5　线条删除图

图4-6　五角星删除图

改用两个不透明的杯子,让患者指出球在哪一个杯子里,反复数次。如无错误,改成三个杯子和一个球,方法同前,依此类推,有进步后可以改为更多的杯子或更多颜色的球,让患者指出哪一种颜色的球在哪一只杯子里。

（2）听觉注意稳定:可以进行听认字母、复述数字、词辨认的作业活动。

（3）静坐放松训练:是提高注意稳定性不可忽视的重要手段,通过静坐使患者全身放松,情绪稳定。

3. 注意的选择性训练　提高注意的选择性主要是通过增加各种干扰来实现。

（1）视觉注意选择:将一张有错误选择的作业纸作为干扰放在划消作业纸上方,使患者寻找和发现指定数字或形状变得更加困难;也可通过阅读分类广告或菜单,找到指定项目或内容,从而提高功能水平。

（2）听觉注意选择:从有背景音乐的录音带上听及指定数字或字母;也可以一边听广播,一边进行一项活动如算术作业、木钉盘作业。

4. 注意的转移性训练 为患者准备两种不同的作业,当治疗人员发出指令"变"时,患者要停止当前的作业改做另一项作业。具体方法可以选择划消奇数或偶数的作业、B型连线测验、"大-小"作业等即将"大"字和"小"字分别用大号和小号字体写在纸上,要求患者根据所写的字音和字的大小将其分别念出。如:小小大大。按字音读为小、小、大、大;按字号的大小读为小、大、小、大。

5. 注意的分配性训练 一个人的注意分配能力是否正常,与其是否熟练掌握其中一项技能以及是否形成相互的关联系统有关。因此,技能训练及多种技能的协调性训练是注意分配的主要内容。在进行技能性作业训练时,规定两种选择标准,如据花色、图案或颜色将扑克牌分类。

在治疗性训练中要对注意的各个成分进行从易到难的分级训练。许多训练方法是在一个基本训练原则的基础上发展和提出的。

（二）信息处理训练

1. 兴趣法 用患者感兴趣的东西和熟悉的活动刺激患者注意的保持。

2. 示范法 治疗师示范要求患者做的活动,并用语言进行提示,以多种感觉方式将要做的活动展现在患者眼前,有助于患者了解要注意的信息。如进行日常生活活动训练时,一边让患者看到示范者的示范动作,一边讲解动作要领,使患者视觉、听觉同步调动,加强注意。

3. 奖赏法 用词语称赞或其他强化刺激,增加所希望的注意行为出现的频率和持续的时间。希望的注意反应出现之后,立即给予奖励。临床治疗中常采取代币法,治疗训练时先让训练者用简单的方法在30分钟的治疗中,训练者每2分钟一次记录患者是否注意治疗任务,连记5日作为行为基线。然后在治疗中应用代币法,每当患者能注意时就给予代币,每次治疗中患者得到的代币数要达到给定值才能换取患者喜爱的物品。当注意改善后,训练者逐步提高上述的给定值。治疗师可准备一些小玩具、糖果、水果、卡通贴纸、明信片等作为小奖品,奖励给注意持续时间达到一定阶段的患者,激发患者的热情。

4. 电话交谈 在电话中交谈比面对面的谈话更易让患者集中注意力。由于电话提供的刺激更有限,治疗师可采用电话分机与患者分处两室进行交谈,也可鼓励患者与不同住的家人、朋友、亲友打电话聊天。指导患者打电话之前将要交谈的内容列简要提纲,随时查看提纲以免跑题。

（三）分类训练

目的是提高患者不同程度的注意力。操作方式多以纸笔练习形式进行,要求患者按指示完成功课纸上的练习,或对录音带、电脑中的指示作出适当的反应。其内容按照注意力的分类可分为连续性、选择性、交替性及分别性注意训练。

1. 连续性注意障碍的训练

方法一:删除作业、连线作业。

方法二:数秒数。可以在练习前先调整一下你数数的速度。一边数一边看着手表的秒针走动,1秒数1下,在1分钟结束的时候刚好数出

考点提示

连续性注意障碍的训练方法

"60",也可以 1 秒数 2~3 下。

方法三:数字顺背、倒背训练(图 4-7)。

```
9—7
6—1
4—8—1
5—3—2
8—4—3—9
6—7—2—8
8—1—5—9—4
9—6—1—4—7
7—1—9—2—5—4
2—4—5—8—3—9
3—9—2—5—1—6—7
7—2—8—3—5—1—6
```

图 4-7 数字顺背、倒背表

治疗师以每秒一个的速度读出数字串,要求患者复述,逐渐增加数字串的长度,多次反复练习。熟练之后要求患者逆向复述数字串。

方法四:连续减 7 训练。如提问患者 100 − 7 = ? 再减 7 = ? 再减 7 = ? ……。切记不可以问 100 − 7 = ? 93 − 7 = ?

方法五:听音乐、朗读或竞赛性活动,如击鼓传花、下棋等。

2. 选择性注意障碍的训练

方法一:取 10 张纸片,每一张纸片上面都写上一个汉字或字母或一个图形,字迹应清晰、工整,也可用扑克牌,使其面朝上尽量分散放在桌面上。让患者用极短的时间仔细看它们 10 秒钟,然后转过身,凭着记忆把所看到的字写下来;紧接着,用另 10 张纸片重复这一练习。

方法二:治疗师在 60 秒内以每秒一个的速度念无规则排列的字母,其中有 10 个为指定的同一字母,让患者每听到此字母时拍击一下桌子。

方法三:播放一段背景嘈杂的录音,找出要听的内容,如门铃声、鸟鸣声或鼓声,并数出指定声音出现的次数。

3. 交替性注意障碍的训练

方法一:删除作业。如给出一组随机排列的数字,要求患者依次删除偶数;在患者操作过程中突然改变命令,要求患者删除奇数,相隔数秒后再次改变命令,删除偶数,反复改变指令直至作业完成(图 4-8)。

方法二:扑克牌分类。要求患者将 20 张扑克牌按颜色、图形或大小分类,操作过程中随时改变命令。

方法三:如看电视时要求患者间隔一定时间切换一次频道;朗读报纸时要求患者每读完一段在纸上记录所用的时间。

```
29348125894912743865672198784258949
12743865243625894981258949127438656
72181258949127438656721274385125854
81258949127438612589491274386568949
12743865672198784272198712589491274
3
```

图 4-8 奇数、偶数删除数字图

4. 分别性注意训练

方法一：听写字母或汉字、听写短文。

方法二：拼图或下棋作业时与患者谈论时事。

方法三：声光刺激。三种颜色的光源依次闪亮，治疗师同时随机说出红色、蓝色或黄色等，要求患者听到的颜色与灯光闪亮的颜色一致时，敲击桌面一次。

三、注意事项

1. 训练时要确定患者注意到治疗师的口令、建议、提供的信息或改变的命令，必要时可要求患者重复所听到的命令。

2. 治疗师在指导和训练患者时，应选用丰富多彩的功能性活动治疗，并采用简易的指令和暗示。

3. 开始训练时应选择安静、不会引起注意力分散的环境，避免干扰，注意障碍改善后逐渐转移到接近正常的环境中训练。

4. 当患者注意改善时，逐渐增加治疗时间和任务难度。

5. 鼓励患者家属参与训练，并能够在非训练时间应用所学到的技巧督促患者。

6. 注意训练的同时，兼顾记忆力、定向力、判断力及执行功能等其他认知障碍的康复训练。

第三节 记忆障碍的作业疗法

一、评定

1. **韦氏记忆量表** 历史悠久、全世界公认，在我国已标准化。需要专业人员进行测试，测试时间较长。具体评定方法可参考《康复评定技术》。

2. **记忆单项能力测定** 较为实用，由康复专业人员进行测试，也可由患者自评。缺点是不够简便，而且低于 60 分的记忆障碍很难评定准确。

3. **Rivermead 行为记忆测验** 是最常用的专门化评估量表，主要用于评定日常记忆能力，检测患者对具体行为的记忆能力，如回忆人名、自发地记住某样物品被藏的地方、问一个对某线索反应的特殊问题、即时和延迟忆述一个故事、即时和延迟忆述一条线路、识别 10 幅刚看过的图片、识别 5 张不熟悉面貌的照片、记住一项任务、对时间地点及人物定向力的提问。测验有较高可信度与效度，测试方法与评分都不难，患者比较容易完成。评估内容详见《康复评定技术》。

二、作业疗法

（一）内部法

1. **无错性学习** 大多数人可能从错误中学习或吸取教训，因为我们可以记住并在以后的努力学习中避免再犯错误。但是片段性记忆障碍者不能记住他们的错误，也难以纠正错误。如果行为是错误的，患者在从事这种行为活动中有可能会强化它。因此，应保证严重记忆障碍者要强化的行为是正确的。

2. **助记术** 助记术是有助于学习和回忆已学过知识的技术，它也是一个使人们更有效地组织、储存和提取信息的系统。

（1）言语记忆法：适用于右大脑半球损伤或形象记忆较差者。

1）首词记忆法：也称为关键词法，常用于罗列事物的记忆。将所罗列的各项事物的第一个字、词摘出，编成自己容易记忆的顺口溜。为了发挥联想记忆的作用，某些"头词"还可以用谐音字或"形象描述字词"替代。

2）组块：将要记忆的信息组成与患者记忆广度相适应的节段。如患者的记忆广度只能达到两项，就以两项为一节，称为组块，如数字分段是一种有效记忆数字的基本方法。组块时，对于言语记忆要将语义相近的组在一起。

3）语义细加工（也称故事法）：患者通过编一个简单的故事或句子来帮助巩固需要记住的信息。中国的成语一般都有典故，在开发儿童的学习与记忆力时，就是采用故事法，在此方面有大量素材可以利用。

4）精细加工：让患者对要记住的信息进行详细的分析，找出各种细节，并将之与已知的信息联系起来。

5）自身参照：让患者仔细探讨要记住的信息与他本身有何关系，并尽量将之和自身联系起来。

6）兼容：要患者形成一种信息总有可能和他已知道的事实相并存的概念，并将两者联系起来。

（2）视形象技术：适用于左大脑半球损伤或言语记忆差的患者。

1）图像法：也称之为视觉意向。将要学习的字词或概念幻想成图像，主要用于学习和记住人名。将一个人的形象、独特的面容特征和他的名字结合起来，有助于记住他的名字。对遗忘症患者而言，这种方法优于其他方法。

2）联想法：当试图回忆一件事或一个事物时，想到有关的信息，或将新学的信息联系到已存在和熟悉的记忆中，在大脑里产生一个印象有助于记住它们，也称之为关联法，通过联想可加强记忆。

（二）外部法

外部法实质上是一类代偿技术，即指借助于他人或他物来帮助记忆缺陷者的方法，适用于功能性记忆障碍者。

1. 信息存储

（1）日历本：如将来某日需做一件事，可在该日期的日历页上折起一角，到达当日时将会提醒患者。大的每日格内可记事的月历也有类似的作用；小月历上用彩色笔作标记亦可，但效果较差。

（2）日记本：可帮助患者记住过去的事。若每日所占的版面较大还可以写上有关的细节，要教会患者给日记本编上页码，并在最后一页上作索引以便查找。日记本放置的地点要恒定。

（3）备忘录：选用每星期一小本的最好，要训练患者养成每日必翻备忘录的习惯，以查找需做的事。

（4）时间日程表：将有规律的每日活动，制成大而醒目的时间表贴在患者常在的场所，如床头边、卧房门上。用一个移动的标记沿着进展的方向移动，或用铅笔将已做完的事删去，可让患者配合戴一个能定时发出信号的电子表，教患者每次表响时查时间表上相应时间还有什么事要做。

（5）学习并使用绘图：适用于伴有空间、时间定向障碍的患者。用大的地图、大的数目字、大的箭头和鲜明的标志指引常去的地点及路线。

（6）照片：使用较大的照片将人的姓名和有关事件记在照片背面并写上日期。由于同时具有形象和言语提示，信息较多而易于回忆。

（7）记忆提示工具：包括清单、标签、记号、录音机提示等。

2. 调整环境 调整环境是为了减轻记忆的负荷，适用于记忆系统失去了足够功能的患者。通过环境重建，满足他们日常生活的需求。此外，若使用适当，也是严重智力障碍者唯一的解决措施。

三、注意事项

在临床实际训练中，让患者学会并应用这些方法并非易事，为了提高记忆障碍患者的治疗效果，临床应用时应注意以下几点：

1. 助记术是教会患者新信息，患者家人、朋友、照顾者以及治疗师也必须采用这种方法鼓励患者去学习。

2. 内部法和外部法在运用时，治疗师需要了解患者的兴趣、动机、情绪及情感、意志与决心等非智能因素，可以根据患者功能障碍情况综合应用。

3. 训练要考虑患者的个人爱好、体能及文化程度等因素。

第四节 知觉障碍的作业疗法

一、失认症

失认症是由于大脑功能损伤而引起的，非因感觉功能缺陷、智力衰退、意识不清、言语困难、以往不熟悉等原因而引起的面对某事物不能以感官感受而加以识别的症状。临床常见有触觉失认、视觉失认、听觉失认、身体失认、空间关系辨认障碍等。

（一）视觉失认

视觉失认是指视觉感受存在，但不明了所见物的意义。

1. 物品失认 物品失认是指有视觉感受，但不知其为何物。

（1）评定

1）相同物品配对：如别针、钥匙、钢笔等各两枚，混在一起，让患者把相同物品分开。

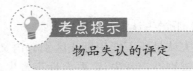
考点提示
物品失认的评定

2）按物品用途分组：如钥匙-锁、牙刷-牙膏。

3）指物呼名或按口令指物。

4）按指令使用物品，如"戴眼镜"等。

（2）作业治疗

1）对常用的、必需的、功能特定的物品通过反复实践进行辨认。

2）提供非语言的感觉-运动指导，如通过梳头来辨认梳子。

3）教患者注意抓住物品的某些特征。

4）鼓励患者在活动中多运用感觉如触觉、听觉等。

5）必要时可在物品上贴标签，提示患者。

2. 颜色失认　颜色失认是指有视觉体验,能分辨各种颜色不同,但不能辨认颜色种类。

(1)评定

1)颜色匹配:可正确完成。

2)按指令指出不同颜色:不能完成。

3)呼出颜色名称:不能完成。

4)轮廓着色:不能完成。如给画面上的香蕉涂色错误。

(2)训练方法:可用检查中的各项对患者进行训练。

3. 面容失认　面容失认是指能认识面孔,也能鉴别个别特征,但不认识以往熟悉的人是谁。

(1)评定:给出熟悉人的照片,令患者指出相应的称谓名字。

(2)作业治疗

1)按年龄顺序将某人的照片进行排列比较,帮助辨认。

2)让患者从不同场景、不同角度、与不同人合影的照片中寻找他熟悉的人。

3)教患者根据人的特征如发型、声音、身高、服饰等辨认。

(二)触觉失认

触觉失认是指不借助其他感官,仅凭触摸不能认识原来熟悉物品的质、形和名称。包括质地觉失认、形态觉失认、实体觉失认。

1. 评定

(1)质地觉评定:用不同原材料制成形状、大小、薄厚相同的布料,令患者闭目触摸。

(2)形态觉评定:用木制的不同形状的模型块,让患者闭目触摸。

(3)实体觉评定:给出大小、形状、质地各不相同的几种物品,让患者闭目触摸后说出名称。如钢笔、曲别针、卡片等。

2. 作业疗法

(1)先用粗糙物品沿患者手指向指尖移动,待患者有感觉后用同样的方法反复进行刺激,使他建立起稳定的感觉输入。

(2)反复触摸不同粗细的砂纸、棉、麻、丝、毛等布料,先睁眼后闭眼。

(3)利用其他感觉如视觉或健手的感觉,帮助患肢体会其感觉。

(4)让患者反复触摸需辨认的物体,然后将此物和其他几个物体放入不透明的箱中,让患者从中取出先前辨认过的物体。反复练习几次成功后,改让患者看图片,按图在箱中找出实物。

(三)听觉失认

听觉失认是指不能识别或区别非语义性声音。常与其他言语障碍相伴发生。听觉失认包括知觉辨别性声音失认、联合性声音失认、语音认识不能。知觉辨别性声音失认指不能准确地区别声音,在环境中不能选择相同的声音;不能在声源物的图中正确选择答案。如鼓声和鸟鸣的不同。联合性声音失认指不能把声音与相应发声物相联系。在环境中可以选择相同的声音,但不能在声源物的图片中正确选择答案。语音认识不能指不能领悟口语,虽获音波刺激,但不明语意,似听外语。听理解、复述、听-指、记录讲话均不能,但自发语、阅读、书写、抄写均可以。

1. 评定

(1)声音配对。

（2）在声源物的图片中找答案。

（3）听音乐跟唱。

2．作业疗法

（1）分辨发声和不发声体。

（2）建立声与发声体之间的联系：治疗师吹一个口哨，患者吹另一个口哨，然后让他将口哨的图片与写有口哨字样的图片配对。

（3）声-词联系：治疗师用录音带提供猫叫、狗吠、鸟鸣等声音，让患者找出与叫声一致的动物的词卡。

（4）声辨认：治疗师从发"啊"音开始，令患者对着镜子模仿此音，数次后，出示一张写有"啊"字音的字卡，再令患者模仿此音；下一步加入元音"衣"、"噢"、"喔"，分别出示相应的字卡。一旦建立了声视联系，治疗师用录音带提供声音，让患者分辨上述字。

（四）单侧忽略

单侧忽略又称半侧空间失认，是指患者对脑损伤部位对侧一半身体和空间内物体不能辨认，主要以视觉形式表现，也可以表现在近体空间的触觉及空间表象上。病灶常在右侧顶叶、丘脑。

1．评定 对脑损伤急性期患者应注意观察有无单侧忽略表现，如头、眼偏向健侧，忽略站在其患侧的人等。对单侧忽略的评定主要有书面评价和日常行为观察等。

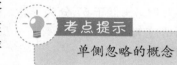
考点提示
单侧忽略的概念

（1）书面评价：通常采取坐位下进行评定。针对单侧忽略的书面评价方法很多，常用的有：二等分线段试验、临摹试验、删除试验、字体试验、自由画检查等，具体方法参见《康复功能评定学》有关内容。

（2）日常行为观察：轻症的患者在临床上可无明显表现，不易察觉。但许多患者在 ADL 中会出现问题，如梳头仅梳半边；进餐时，仅吃盘中半边的菜等，单侧忽略明显影响日常生活能力（表4-1）。

表4-1 单侧忽略患者常见日常忽略行为

日常生活活动	忽略行为
坐姿	不能独立保持稳定的坐姿，坐位时躯干向健侧倾斜
	脸偏向健侧，眼睛（视线）只注视健侧
	不能注意到患侧肢体放置位置不正确
	与人交谈时不目视对方，忽略站在其患侧的人
进食	忽略患侧的餐具以及餐具内患侧的食物
修饰	剃须、梳头、洗脸、刷牙、洗澡时忽略患侧部分
	化妆和佩戴首饰时遗漏患侧
更衣	穿衣困难，漏穿患侧的衣袖，找不到患侧的袖口
	漏穿患侧的鞋、袜等
如厕	忽略位于患侧的冲水把手、纸篓
轮椅与转移	转移时遗忘患侧肢体

续表

日常生活活动	忽略行为
	忽略制动轮椅的患侧手闸;或忽略抬起或放下患侧的脚托
	驾驶轮椅时撞到患侧的人或障碍物
行走	忽略患侧的行人及建筑物,走过位于其患侧的目标或迷路
阅读与书写	读横排的文字时漏读患侧的文字或漏写患侧偏旁
游戏活动	在象棋、围棋等游戏活动中不使用患侧的棋子或不把棋子放在患侧的
	棋盘,也忽略对手来自患侧的攻击。插花时只插健侧
行为特征	乐观、不注意自己的障碍(忽略偏瘫)
	否认瘫痪,在病房中照顾其他患者

（3）行为注意障碍评测:评测分为一般检查和行为检查两部分。一般检查项目包括线条删除（36 分）、文字删除（40 分）、星形删除（54 分）、人物与图形临摹（4 分）、直线二等分（9 分）、自由画（3 分）,总分最高为 146 分,低于 129 分为异常;行为检查项目包括看图画、打电话、读菜单、读报纸、钟表课题、硬币分类、抄写、地图课题、扑克课题 9 项,每项最高分均为 9 分,总分最高为 81 分,低于 67 分为异常。根据一般检查判定有无忽略,通过行为检查明确在日常生活中的忽略问题。

2. 作业疗法

（1）视觉搜索训练:单侧忽略患者向患侧的眼动减少,必然导致对患侧环境的注意减少,临床常用视觉搜索训练来提高对忽略侧的注意。视觉搜索训练包括划消作业、计算机视扫描作业、跟踪控制面板上的系列发光体、木钉盘作业、绘图及拼图的训练、向失认侧移动木棒的训练、拿起并摆放纸牌的训练、推磨沙板的训练、抛接海绵球训练等。

（2）忽略侧肢体的感觉输入训练:为增强患侧肢体的存在意识,要对忽略侧肢体进行各种感觉输入刺激。

（3）右眼遮盖:遮盖左侧忽略者的右眼可以提高患者对左侧物体的注意水平。

（4）阅读训练:阅读是学习与交流的重要手段。左侧忽略患者,症状轻者稍加提醒可从头阅读,重者则只能念出一句话或一段文字的右半部分,因而使阅读理解变得困难。固定技术是阅读训练中常用的方法。即在忽略侧提供一个视觉提示以告诉患者应从何处开始,帮助患者找到阅读的起始点。提示量随着患者的情况改善逐渐减少。

（5）暗示:暗示形式与任务方式必须相一致才能获得最大效果。阅读文章时给予视觉暗示,在忽略侧用彩色线条标出或用手指指出做标记。书写时给予运动暗示,在桌面上或膝上间歇移动左手（主动或被动）。

（6）激发警觉:可用蜂鸣器,5~20 秒鸣响一次,以提醒将注意力放在左侧,可提高全身警觉。

（7）躯干旋转:为减轻左侧空间忽略,以往在患者进行基本动作训练及步行训练时考虑的方法是头转向左侧,但这种方法不如躯干向左侧旋转更有效。

（8）功能代偿与环境适应:在日常生活中,将红色胶带贴在桌面左边或餐盘的左半边,用于提醒左侧忽略患者的注意;在镜子面前穿衣服也可起到提示作用。与患者讲话时站在忽略侧。日用品、电视机等放在忽略侧,使患者注意。在单侧忽略尚未完全改善时,为安全和

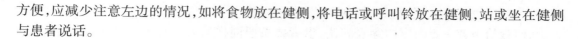

方便,应减少注意左边的情况,如将食物放在健侧,将电话或呼叫铃放在健侧,站或坐在健侧与患者说话。

二、失用症

失用症是在运动、感觉、反射均无异常的情况下,患者由于脑部损伤而不能按指令完成以前所能完成的有目的的动作。临床常见的失用症包括意念性失用、意念运动性失用、运动性失用、结构性失用和穿衣失用。各种失用症在临床上很少孤立地出现,往往同时兼有几个类型。

（一）评定

失用症评定在临床常采用实际观察法、Goodglass失用试验等评定法,后者尤其适用于意念性失用、意念运动性失用和运动性失用的鉴别诊断。应注意的是,用Goodglass失用测验评定运动性失用,因失用常为一侧上肢,患者执行动作有时并非完全不能,而是表现为动作笨拙、缓慢、低下等,特别是容易出现在进行精细动作时。此外,失用症可以是双侧也可是单侧,因此,应对身体两侧进行检查。

Goodglass失用测验的方法:先让患者按指令做如下动作;如不能完成,再让他模仿治疗人员的动作;如也不能完成,再向他提供实际的物体去试。

（二）作业疗法

1. 运动性失用的作业疗法

（1）进行特定的作业活动前,先给肢体以本体感觉、触觉、运动觉的刺激,如制动轮椅训练前可给肢体进行活动。对具体的活动要加强练习,大量给予暗示、提醒或治疗师教患者进行练习。改善后再减少暗示、提醒等,并加入复杂的动作。

（2）在ADL的活动中进行,尽量减少口头指令。

2. 意念运动性失用的作业疗法

（1）在治疗前和治疗过程中给以触觉、本体感觉和运动刺激以加强正常运动模式和运动计划的输出。

（2）在进行某项作业活动时,首先要求患者在头脑中以流畅、精确和协调的运动模式进行"情景再现"。

（3）训练时尽量用实物而不用模仿,最好不要分解动作。还可边训练边讲解,并同时对运动部分施加刺激。

（4）训练应在熟悉的环境中进行,随着技能的进步逐渐增加环境的不可预测性。

（5）训练要先易后难,如遇挫折要给予鼓励。

3. 意念性失用的作业疗法

（1）在进行系列动作训练之前,可先进行故事图片排序训练。

（2）将活动分解成一系列动作,让患者分步学习。选择日常生活中一些由系列动作组成的完整动作来进行训练,如泡茶后喝茶、洗菜后切菜、摆放餐具后吃饭等。

（3）根据患者具体情况采用视觉、触觉或口头的方法进行提示。

（4）选用动作简化或步骤少的代偿方法,如使用松紧腰带裤、松紧口鞋、弹力鞋带等简化或减少动作。

4. 穿衣失用的训练 患者不能自己穿衣并不是因为肢体功能障碍,而是由于结构失用、单侧忽略或体像障碍等原因,因此治疗前要先对穿衣失用的原因进行分析。如果穿衣失用与上述其中的原因有关,应针对这些障碍进行治疗。

(1)教给患者一套固定的穿衣方法,患者要按照同样的方法每天反复实践,直至掌握要领。

(2)在衣服的前、后或左、右部位贴上标签或做上记号。

(3)教患者运用一些正确穿衣技巧,如每次穿衣服前先将衣服放在固定的位置;扣扣子时从最下面的扣子和扣眼开始;用手沿纽扣边缘触摸,确保衣服已扣好。

(4)将穿衣步骤用录音机录音,穿衣时让患者跟指令穿衣服。

(5)患者练习穿衣服时,一边穿一边复述要进行或正在进行的步骤。

(6)辅之以结构性失用的训练方法可增加治疗效果。

5. 结构性失用的训练

(1)训练患者的构成能力:训练患者通过细致观察理解各个部分之间的关系,培养其视觉分析和辨别能力。常采用几何图形复制、复制木块设计、火柴设计训练、木钉盘设计训练、拼图训练等训练方法。训练过程由易到难,训练中要给予暗示或提示。

(2)脑损伤6个月以后的患者,在进行基本技能训练的基础上应根据实际需要有目的地进行实用功能活动训练,如做饭、摆餐具、裁剪衣服。

(3)利用视觉刺激使患者较容易地观察到目标:可采用鲜艳的颜色作为提示,使物品具有更加突出的特征,以便于患者发现与识别。

三、躯体构图障碍

躯体构图障碍的治疗目标是加强患者对自身存在的意识和认知。临床上主要采用感觉整合疗法治疗躯体构图障碍,即由治疗师通过提供并控制各种感觉刺激输入,如来自前庭、肌肉、关节和皮肤的感觉输入,以及执行正确的发育运动模式来帮助患者重新建立对于身体各部位及其关系的认识。

(一)左右分辨障碍的训练

1. 评定

(1)按指令完成动作如"请指你的左膝","请摸一下我的右手",不能正确完成。

(2)指出人体模型或图画的方位,出现错误。

2. 作业疗法

(1)在患者注视下,固定在一侧肢体以触觉和本体觉的刺激。

(2)反复进行左右区别的活动训练,如"伸出你的右手","把你的左脚抬起来"等。

(3)如果患者不能重新获得"左"和"右"的概念,就需要采用一些提示方法。佩戴标志物如戒指、手镯、手表,或在衣袖和鞋子贴彩色胶带帮助区别左右。如果患者仅仅是不能理解"左"和"右",在治疗过程中要避免使用这两个字作为口令,而是采取指点或提示的方法,如"靠近床边的那条腿"、"戴手表的那只胳膊"等。

(二)躯体失认的康复

1. 评定

(1)按指令触摸躯体的某些部位,如"请指你的鼻子",不能正确地完成。

(2)模仿检查者的动作,可能有错误。

(3)拼接躯体/面部的图板拼图,不能完成。

（4）画人像，不能完成。

（5）回答问题，如"手在胳膊的下面吗？"可能回答错误。

2．作业疗法

（1）将特殊的感觉输入与特定的运动反应联系在一起，如用患者的手或粗糙的毛巾摩擦身体的某一部位，并同时说出部位名称；患者模仿治疗师的动作，如用右手触摸左耳，将左手放在右腿上。

（2）通过手法和运动提供触觉及运动刺激，鼓励用双侧肢体或患肢进行活动，建立正常的姿势体位及运动模式，重建正常的身体模型。

（3）为了加强患者对于身体各部位及其相互间关系的认识，可给予指令，如"指出或触摸你的大腿"，或治疗师指向身体某部位而让患者呼出部位名称；也可以练习人体拼图。

（三）手指失认的训练

1．评定

（1）按指令出示手指，常出现错误。

（2）令说出检查者所触患者手指的名称，出现错误。

（3）令说出检查者或图片上手指数目，出现错误。

（4）说出某两指间的手指数目，出现错误。

（5）令患者模仿治疗师所做手指动作，不能正确模仿。

以上检查均在睁眼、闭眼2种情况下进行。睁眼正确，闭眼错误，为轻型失认。

2．作业疗法

（1）增加手指皮肤触觉和压觉输入，如使用粗糙的毛巾用力摩擦患侧前臂的腹侧、手掌、手指指腹；让患者主动或被动地用手抓握木制的圆锥体或大钢球，以对手掌和手指的掌面进行压觉刺激等；也可通过按键盘、弹琴、写字等作业活动训练指尖、指腹的触觉和压觉。注意刺激不能引起明显的不适，以免引起保护性反应。

（2）按指令辨认手指图案、患者本人或治疗师的手指。

四、视觉辨别功能障碍

视觉辨别功能障碍指观察两者之间或自己与两个或两个以上物体之间的空间位置关系和距离的障碍，包含图形-背景分辨困难、空间定位障碍、空间关系障碍、地形定向障碍、物体恒常性识别障碍、距离与深度知觉障碍等多种症状。下面重点介绍图形-背景分辨困难、空间关系障碍两种。

（一）图形-背景区分障碍

图形-背景区分障碍是指不能从视觉上将图形与背景分开。

1．评定　检查时要排除视力差、同向偏盲、视觉失认对检查结果的影响。

（1）Ayres 图形-背景测试（图4-9）。异常：不能在1分钟内从测试图中正确指出3个物品。

（2）功能性测试：从白布上取出毛巾，从盘中拿起勺子，指出衣服上的扣子等。

2．作业治疗

（1）物品放置桌面，按指令指出，物品数目可逐渐增加。

（2）用颜色与衣服底色完全不同的纽扣。

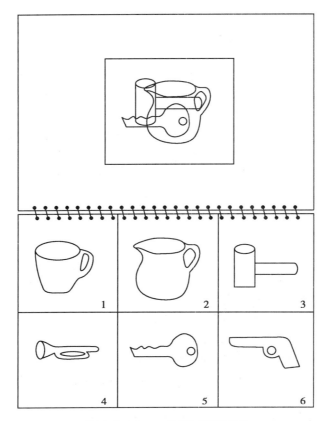

图 4-9　Ayres 图形-背景测试

（3）楼梯的第一级与最末一级用不同颜色标出。

（4）抽屉内、床头柜上只放少数最常用的物品，对其中用的最多的用鲜明的颜色标出。

（5）打一行混有大写和小写的字母，让患者从中挑出大写的 A。

（6）让患者根据短裤、短上衣、长袖或短袖衬衣等标志将一堆衣服分类。

（二）空间关系障碍

空间关系障碍是指不能感知物与物、自己与物之间的空间位置关系，不能理解含有方位词的指令（如上、下、前、后以及内、外等），不能处理物与物之间的方位关系。

1. 评定

（1）绘图：让患者根据治疗师含有方位词的指令，在一张已有图片的纸上面画一圆圈。异常：不能画出或位置差错。

（2）图片检查：取两个物品不同位置关系的图片，让患者辨认其中一个物体相对于另一物体的位置关系。异常：患者判断错误或延时。

（3）实物定位：取具体物品让患者根据指令摆放，如将勺子放到杯子里，将被子放在碟子上等。

（4）让患者用指针在钟面上表示时间，表示不正确。

（5）完成点阵作业：在设有 36 个孔的木板上按指定的位置插上小木棍。异常：位置差错。

2. 作业疗法

（1）让患者完成含有空间成分的活动，如"请把门后的椅子拿来"，"请站在桌子与床之间。"

（2）让患者把几种物品放置在房间的不同位置，离开房间，然后返回，再指出或说出它们的准确位置并逐一取回。

（3）积木摆放练习，取两块不同颜色或形状的积木，让患者把一块积木分别放在另一块积木的上方、前方、后方、左侧和右侧。治疗师用积木搭构一个立体模型，让患者仿制。

（4）练习组装物体和拼装玩具，以提高估计短距离和物体与点相对位置的能力。

（5）练习整理橱柜内容物等，掌握基本的空间定位概念。

（6）环境调整是最有效的补偿空间关系障碍的方法。如家庭和工作环境应简洁，物体位置固定，使用标签帮助定位；家里或经常使用的环境使用个性化的标记，并指导如何有效地寻求帮助。

 知识拓展

感觉障碍与感觉统合失调

人体的感觉包括躯体感觉（也称一般感觉，包括浅感觉、深感觉和皮质感觉）、特殊感觉（视觉、听觉、嗅觉、味觉）和内脏感觉等。感觉功能以神经系统为结构基础，由感受器或感觉器官、神经传导通路和皮质中枢三部分的整体活动来完成。感觉障碍是神经系统疾病中常见的症状之一。康复的主要方法有感觉再教育技术、脱敏疗法以及代偿疗法。在康复训练过程中，要重视对患者的康复教育，指导患者如何保护和使用患肢。

感觉统合包括触觉、本体觉、前庭觉、视觉、听觉、嗅觉、味觉等各种感觉的统合，是大脑将从各种感觉器官传来的信息进行多次组织分析、综合处理，作出适当的反应，使机体和谐有效地生活、学习。感觉统合是从一个感觉输入到行为输出、反复循环的信息加工过程。大脑在同一时间内接收来自身体及环境的多种感觉信息后（感觉输入），首先在脑干等部位进行信息筛选、调整及封闭等处理（感觉调节），继之丘脑等边缘系统结构对所输入的感觉信息进行辨别（感觉分辨），大脑皮质进行行动的计划和安排、形成动作指令（动作运用），最后输出行为完成指令（适应性反应）。大脑将接受新信息与储存于记忆中的以往经验信息进行比较，而行为输出中所产生的信息又会反馈给大脑，因此大脑能正确地指挥身体作出适合的反应。感觉输入是大脑活动的原动力，行为输出是大脑接受刺激作用的结果。感觉统合是一种与生俱来的神经功能，是儿童发育的重要基础，感觉统合发育的关键期在 7 岁以前。

感觉统合失调是指大脑不能有效地组织处理从身体各感觉器官传来的信息，导致机体不能和谐的运转，最终影响身心健康，出现一系列行为和功能障碍。所有感觉系统都可以发生感觉统合失调。感觉统合失调治疗是由治疗人员基于感觉统合理论，为感觉统合失调儿童组织、实施有意义的治疗性活动，使其在获得所需要的感觉信息后作出适当的反应，用于改善儿童大脑感觉加工能力的治疗方法。感觉统合是从一个感觉输入到行为输出、反复循环的信息加工过程。

本章小结

　　认知功能障碍是脑卒中、脑外伤及痴呆患者的临床常见症状,是导致残疾的重要原因之一。认知功能障碍的出现能够使患者的日常生活活动、工作及休闲活动等严重受限。认知功能障碍的评定与康复训练是作业治疗师的重要工作内容,了解患者认知功能能障碍的主要表现、严重程度,制订全面、有效的康复治疗计划,并进行认知及知觉功能训练,能够帮助患者最大限度上回归社会。认知与知觉功能障碍的康复训练有两种模式:康复模式和代偿模式。前者是进行基本技能的训练,以改善患者的认知和知觉功能;后者是改善环境,以便患者能适应生活环境。

（张四春　王亚宁）

目标测试

A1 型题

1. 下列现象属于选择性注意的是(　　　)

　　A. 观察某人时,注意其特殊的面部特征、言谈举止的细节

　　B. 在客厅里,别人看电视时,你却在看报纸或做作业

　　C. 在公路上开车

　　D. 正在做某项工作时,电话铃响了,你会暂停工作去接电话,然后再恢复工作

　　E. 开车时,边开车边打电话

2. 关于注意力描述不正确的是(　　　)

　　A. 严重的注意问题包括不能把注意力从一件事转移到另一件事上

　　B. 单侧忽略症属于一种注意力障碍

　　C. 注意力的损害对其他认知没有负面影响

　　D. 注意力包括感觉、分辨和选择等多个成分

　　E. 注意力代表了高级思维水平

3. 无错性学习属于(　　　)

　　A. 环境适应的一种　　　　　　　　B. 外在记忆辅助工具

　　C. 内在记忆辅助工具　　　　　　　D. 助记术

　　E. 电子记忆辅助具

4. 划消测验主要用于哪种认知障碍的评测(　　　)

　　A. 单侧忽略　　　　　　　　　　　B. 记忆力障碍

　　C. 物体恒常性识别障碍　　　　　　D. 推理功能障碍

　　E. 定向力障碍

5. 系列动作障碍主要见于哪种认知障碍(　　　)

　　A. 注意力障碍　　　　　　　　　　B. 记忆力障碍

　　C. 物体恒常性识别障碍　　　　　　D. 执行功能障碍

　　E. 意念性失用

6. 视觉失认的常见类型不包括(　　　)

　　A. 物体失认　　　　　　　　B. 手指失认　　　　　　　　C. 颜色失认

D. 同时失认　　　　　　　　　E. 面容失认

7. 不借助其他感官,仅凭借触摸不能认识原来熟悉物品的质、形和名称是( )

A. 视觉失认　　　　　　　B. 触觉失认　　　　　　C. 手指失认

D. 半侧忽略　　　　　　　E. 身体失认

8. 能在自然情况下完成动作,但不能完成指令性动作。如令患者开口,患者可能用力闭眼,而若给他一个苹果,便自然张嘴去咬是( )

A. 意念性失用　　　　　　B. 运动性失用　　　　　　C. 穿衣失用

D. 结构性失用　　　　　　E. 意念运动性失用

X 型题

9. 注意障碍的康复原则有( )

A. 应用功能性活动治疗

B. 避免干扰

C. 当患者注意改善时,逐渐增加治疗时间和任务难度

D. 教会患者主动地观察周围环境

E. 图示

10. 以下属于认知障碍的有( )

A. 注意力障碍　　　　　　B. 推理能力障碍　　　　　　C. 记忆力障碍

D. 交流障碍　　　　　　　E. 行为障碍

11. 穿衣失用训练包括( )

A. 鼓励患者自己穿衣

B. 提供声音和视觉暗示

C. 穿衣前让患者用手去感受衣服的不同重量、质地、变换不同的穿衣技巧

D. 找出穿衣动作的一些表面特征,怎样变换能够使患者完成动作

E. 用不同颜色做标记区分衣服的上下、左右

12. 情节记忆和语义记忆属于( )

A. 短时记忆　　　　　　　B. 短期记忆　　　　　　C. 程序记忆

D. 陈述性记忆　　　　　　E. 长时记忆

第五章 自 助 具

学习目标

1. 掌握:自助具的概念及作用。
2. 熟悉:自助具的选配流程。
3. 了解:常用的自助具及其分类方法。

案例

患者,男,65岁,因左侧脑出血入院,病情平稳后转入康复科治疗。入院评估:患者评估时较合作,发音欠清晰,记忆力减退;右侧肢体肌张力 Ashworth 痉挛分级 1~2级,肌力均为3级;坐位平衡2级;不能站立及行走。

请指出:1. 该患者需要选配的自助具有哪些?

2. 这些自助具对他有何作用?

3. 如何选配合适的自助具?

第一节 概 述

一、概念

自助具是指为了提高残疾人的自身能力,使其能较省力、省时地完成一些原来无法完成的日

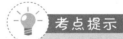

考点提示

自助具的定义

常生活活动,以增加其生活独立性的辅助器具。主要与上肢功能和日常生活活动有关,自助具的使用是一种积极的治疗手段,有助于树立患者重返社会的信心。

二、种类

(一)按使用功能分类

目前,我国国家标准为《残疾人辅助器具分类和术语》(GB/T 16432-2004),该标准按辅助器具的功能分为 11 个主类、135 个次类和 741 种辅助器具。

1. 用于个人医疗的辅助器具(04)

2. 技能训练辅助器具(05)

3. 矫形器和假肢(06)

4. 个人生活自理和防护辅助器具(09)

5. 个人移动辅助器具(12)

6. 家务管理助器具(15)

7. 家庭和其他场所使用的家具及其适配件(18)

8. 通信、信息和讯号辅助器具(21)

9. 产品和物品管理辅助器具(24)

10. 用于环境改善的辅助器具和设备、工具和机器(27)

11. 休闲娱乐辅助器具(30)

注:括号内为该类辅助器具的国际编码。

该分类方法的优点是每一类辅助器具都有自己的6位数字代码,是唯一的,此类分类通过代码就能反映出各类辅助器具在功能上的联系和区别,有利于统计和管理。

（二）按使用人群分类

不同类型的残疾人需要不同的辅助器具。根据《中华人民共和国残疾人保障法》,我国有六类残疾人,加上部分有需要的老年人,分别需要不同的辅助器具。

1. 视力残疾辅助器具 如助视器和导盲器。

2. 听力残疾辅助器具 如助听器。

3. 言语残疾辅助器具 如语训器、沟通板。

4. 智力残疾辅助器具 如智力开放的器具和教材。

5. 精神残疾辅助器具 如手工作业辅助器具或感觉统合辅助器具等。

6. 肢体残疾辅助器具 如假肢、矫形器、轮椅等。

7. 老年人辅助器具 如老花镜、手杖、轮椅等。

该种分类方法的优点是使用方便,有利于使用者,缺点是该分类不能反映出这些辅助器具的本质区别。特别是许多康复训练器材并不局限于上述某类人群使用,而是属于通用辅助器具。

三、作用

自助具在一定程度上消除或抵消了残疾人的功能缺陷,克服了他们自身的功能障碍,因而在某

考点提示
自助具的作用

种意义上消除了残疾人重返社会的物理障碍,实现残疾人的平等、参与和共享。自助具的作用包括:

1. 代替和补偿 如助视器、助听器可以补偿视听功能。

2. 提高生活自理能力 如日常生活用具能够提高衣、食、住、行、个人卫生等方面生活自理能力。

3. 提高学习和交流能力 如助听器、书写、阅读、电脑、打电话自助具可以提高学习和交流能力。

4. 节省体能 如带弹簧的筷子可以节省体能,方便夹取食物。

5. 增加就业机会,减轻社会负担 如残疾人可以借助自助具完全可以胜任一定的工作。

6. 改善心理状况 如患者可借助自助具完成生活自理,可平等地与人交流,大大提高患者生活的勇气和信心,改善心理状态。

7. 提高生活质量 独立程度地增加、心理状态的改善可使病伤残者平等地参与家庭与

社会生活、娱乐及工作,从而提高生活质量。

第二节 自助具的应用

一、选配流程

自助具必须由专业人员进行严格的评定、使用前后的训练、必要的环境改建、安全指导等程序选配。不适当的器具会造成资金的浪费,还有可能带来安全问题。

(一)功能评定

功能障碍不同,所需使用的自助具也不同,选配前必须进行系统的评定,了解使用者的目前功能及预后情况,以选择最适合的辅助器具。评定内容包括:

1. 运动功能评定 肌力、耐力、ROM、平衡、转移能力等。
2. 感觉功能评定 深浅感觉、复合感觉、视觉、听觉等。
3. 认知功能评定 注意力、记忆力、学习能力、理解力、沟通能力、应变力等。
4. 心理功能评定 抑郁、焦虑等
5. 情绪行为评定 攻击行为、自伤行为、过激行为等。
6. 环境评定 家居环境、学习环境、工作环境、社区环境等。

(二)开自助具处方

主要考虑自助具的类型、尺寸、材料、使用范围、承重、其他配件、特殊要求等,还要考虑使用者的意愿、操作能力、安全性、重量、外观、价格等问题。一般不同功能障碍者和程度不同者往往需要不同的自助具。

(三)选配前的训练

选配前应对患者进行有针对性的系统训练,以利于日后更好地应用辅助器具。训练内容根据功能评定结果选择,一般包括:肌力、耐力训练、ROM 训练、平衡训练、转移训练、感觉训练、认知训练、心理治疗等。

(四)自助具的制作或选购

自助具制作或选购时需考虑:制作的时间、体位、使用者的耐受程度、装配过程、安全性、是否符合人体功效学和生物力学原理、维修保养等。最好能试用,以便使用者选择最喜欢并且合适的产品。

(五)自助具的使用训练

训练应包括穿戴或组装、保持平衡、转移、进行日常生活活动等内容。

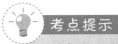
考点提示
自助具的训练内容

(六)自助具使用后评定

装配自助具后通过适当地训练后一定要进行再次评定,以了解是否达到了预期的功能,使用者能否正常使用,是否需要进行改良,有无安全方面的考虑等。经过评定,如果使用者可以安全独立地使用自助具,就可以交付使用并给予详细的使用保养指导;如果达不到功能需要,则需要对自助具进行改装;如果存在环境方面的限制而影响使用,应进行环境的改造并进行环境适应训练;如果使用者不能独立使用而需要他人护理,则应教会护理者正确使用及保养方法。

二、脑卒中患者常用的自助具

脑卒中患者常用的自助具,详见表5-1。

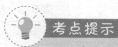
考点提示

脑卒中患者自助具的选配方案

表5-1 脑卒中患者常用的自助具

功能活动	自助具
进食	带弹簧片筷子、加粗手柄器具、防滑垫、防洒碟、防洒碗、万能袖套
修饰	特制指甲钳、电动剃须刀、长粗柄梳、带吸盘的刷子
穿衣	穿衣器、纽扣器、穿袜器、特制外衣纽扣
大小便	便椅、加高座厕、座厕及扶手、便后清洁器、厕纸夹
洗澡	长柄刷、带扣环毛巾、防滑沐浴垫、洗澡板、洗澡椅、洗澡凳、扶手装置
转移	转移车、转移带、滑板
交流	沟通板、带大按钮电话、书写器、扬声器、电脑输入辅助器具
做饭	特制砧板、切割器、特制开瓶器、钳式削皮器、开罐器(供单手使用)
其他	特制手柄钥匙、开瓶器

三、脊髓损伤患者常用的自助具

脊髓损伤患者常用的自助具,详见表5-2。

表5-2 脊髓损伤患者常用的自助具

功能活动	自助具
进食	带C形夹的勺子、带腕固定带的勺子、防滑垫、防洒碟、防洒碗、万能袖套、自动喂食器等
修饰	电动剃须刀、带C形夹的梳子和剃须刀、带固定带牙刷
穿衣	穿衣器、纽扣器、穿袜器、鞋拔、带指环的拉链等
大小便	便椅、加高座厕、座厕及扶手、床边便椅、厕纸夹
洗澡	长柄刷(海绵)、带扣环毛巾、防滑垫、洗澡板、洗澡椅、洗澡凳、扶手
转移	转移车、转移板、滑板
交流	电话托、书写器、翻书器、电脑输入辅助器具
其他	特制手柄钥匙、开瓶器、拾物器、环境控制系统

四、脑瘫患儿常用的自助具

脑瘫患儿常用的自助具,详见表5-3。

考点提示

脑瘫患儿的自助具选配方案

表5-3 脑瘫患儿常用的自助具

功能活动	自助具
进食	特制筷子、加粗手柄器具、带C形夹的勺子、带腕固定带的勺子、防滑垫、防洒碟、特制碗、特制碟、万能袖套
修饰	特制指甲钳、长柄梳子、加粗手柄梳子、万能袖套
穿衣	穿衣器、纽扣器、穿袜器、鞋拔、特制外衣纽扣
大小便	便椅、座厕、扶手、便后清洁器、厕纸夹
洗澡	长柄刷、带扣环毛巾、防滑垫、洗澡板、洗澡椅、洗澡凳、扶手
转移	转移带、滑板
交流	沟通板、带大按钮电话、书写器、扬声器、翻书器、电脑输入辅助器具(头棍、口棍等)、折射眼镜等
其他	加大码钥匙、钥匙旋转器、马形钥匙柄、易松钳、环境控制系统

第三节 常用的自助具

一、穿衣辅助器具

1. 穿衣钩 适用于手粗大功能尚可而关节活动度受限者、坐位平衡较差而不能弯腰的患者、肢体协调障碍等患者使用(图5-1)。

考点提示

常见自助具的种类。

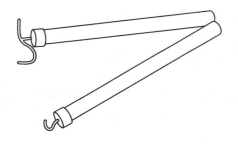
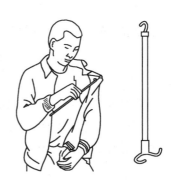

图5-1 穿衣钩

2. 纽扣器 适用于手功能欠佳的患者,如颈段脊髓损伤或偏瘫患者(图5-2)。

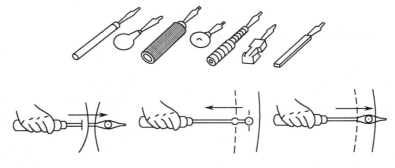

图5-2 系纽扣

3. 穿袜器 适用于不能弯腰者、手精细功能不佳者、肢体协调障碍患者(图 5-3)。

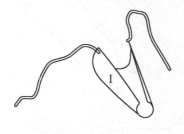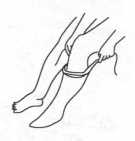

图 5-3 穿袜器

4. 鞋拔 用一个普通的鞋钩子与一根直径为 20mm，长 85cm 的木棍连接(图 5-4)。使用时，患者坐着不需要弯腰便可穿上鞋子。用于穿鞋困难者、尤其适合穿戴踝足矫形器或足部矫形器患者。

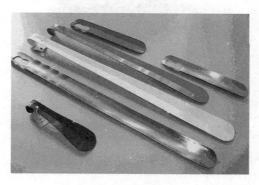

图 5-4 鞋拔

二、进食辅助器具

1. 改装手柄的餐具
(1)筷子:适用于手指伸肌无力或不能自行张开筷子的患者(图 5-5)。

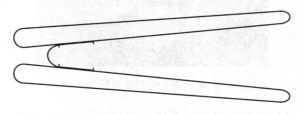

图 5-5 改装筷子

(2)勺子:①将匙柄插入一个患者能握住的球体中或把匙柄插入一个空心线轴内均可制成加粗手柄的勺子，适合抓握功能不佳患者。②加长把手的勺子适用于上肢活动受限，进食取食困难的患者。③带 C 形夹的勺子适合不能抓握患者(图 5-6)。
2. 防洒碗 为防止食物被患者推出碗外，用于手功能不佳者或单手操作患者(图 5-7)。
3. 自动喂食器 适用于手功能严重障碍而无法用手或上肢进食患者(图 5-8)。

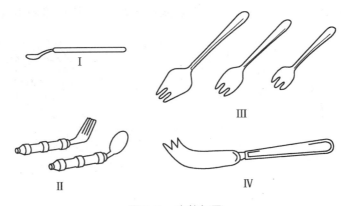

图5-6 改装勺子

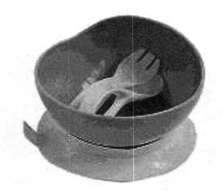

图5-7 防洒碗

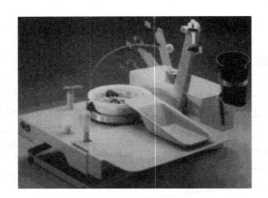

图5-8 自动喂食器

4. 带把手的杯 适用于握力不足的患者,用时四指一起穿入"C"形或是"T"形的中空部分。

三、如厕辅助器具

1. 坐便器 适用于体力低下患者,下肢无力或关节活动受限患者以及平衡功能不佳患者(图5-9)。

2. 加高坐便器 适合坐轮椅者转移或下肢关节活动受限患者(图5-10)。

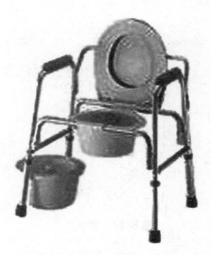

图 5-9　坐便器

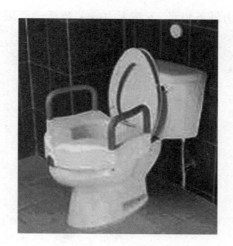

图 5-10　加高坐便器

3. 扶手　适用于平衡功能不佳患者和下肢无力患者(图 5-11)。

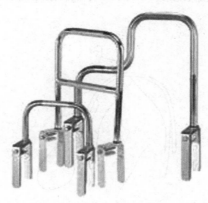

图 5-11　扶手

4. 厕纸夹　用于上肢关节活动范围受限患者或下肢无力而不能使臀部抬高坐便器座

的患者(图5-12)。

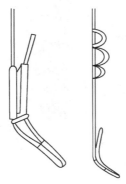

图5-12 厕纸夹

四、洗浴辅助器具

1. 洗澡椅 适用于体力低下患者、下肢无力或关节活动受限者以及平衡功能不佳患者(图5-13)。

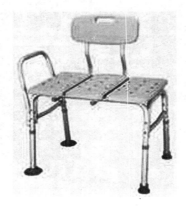

图5-13 洗澡椅

2. 洗澡刷 适用于单手使用患者(如偏瘫或上肢截瘫者)或双手协调障碍患者以及体力低下患者(图5-14)。

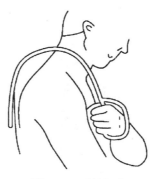

图5-14 洗澡刷

3. 带套环的洗澡巾 用于上肢关节活动受限患者或手灵活性欠佳患者(图5-15)。

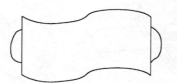

图 5-15 带套环的洗澡巾

4. 洗澡手套 用于手功能不良不能抓握毛巾或打洗澡液的患者(图 5-16)。

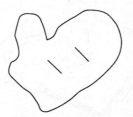

图 5-16 洗澡手套

五、个人卫生辅助器具

1. 剪指甲辅助器具 适用于手功能不佳患者,尤其适合于偏瘫或截瘫患者使用(图 5-17)。

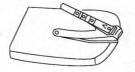

图 5-17 剪指甲辅助具

2. 改装牙刷 适用于手抓握功能不佳患者(图 5-18)。

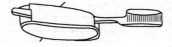

图 5-18 改装牙刷

3. 改装梳子 适用于上肢关节活动受限患者(图 5-19)。

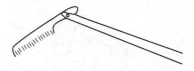

图 5-19 改装梳子

六、书写、阅读及交流辅助器具

1. 书写辅助器具 适用于手灵活性欠佳患者(图 5-20)。
2. 翻书器 适用于手灵活性欠佳患者(图 5-21)。

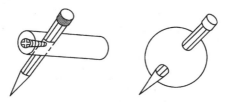

图 5-20　书写辅助器具

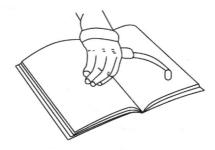

图 5-21　翻书器

3. 打电话辅助器具　适用于无法手握听筒而上肢存在部分或全部功能患者(图 5-22)。

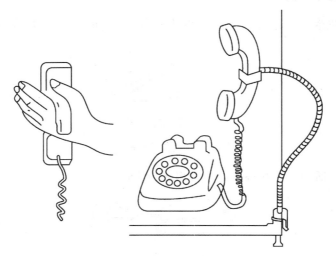

图 5-22　打电话辅助器具

4. 电脑输入辅助器具　适用于输入困难者,如手灵活性欠佳的患者(图 5-23)。

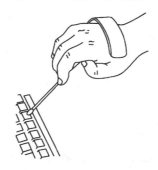

图 5-23　电脑输入辅助器具

5. 沟通板 适用于严重认知障碍或言语障碍患者(图5-24)。

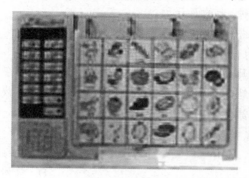

图5-24 沟通板

七、其他辅助器具

1. 拾物器 适用于各种原因而不能拿取稍远处物品的患者,如不能弯腰的患者和坐轮椅的患者等。

2. 改装柄钥匙 适用于手精细功能不佳的患者。

3. 特制砧板 适用于单手操作的患者。

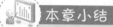 **本章小结**

通过学习自助具的概念、分类、选配程序、常用的自助具等内容,同学们能更深刻地认识到功能障碍者、活动限制者、社会参与受限者通过利用专门的自助具以代偿或替代其已丧失的功能,使其发挥最大的潜力,显著改善日常生活活动能力和生产性活动能力,提高其生活质量。自助具为实现残疾人的全面康复提供了重要保障。

(王 芳)

 目标测试

A1 型题

1. 以下不需要使用扣纽扣辅助器具(系扣钩)的是( )

    A. C_7水平完全性脊髓损伤患者   B. 偏瘫患者

    C. T_2水平完全性脊髓损伤患者   D. 手部烧伤者

    E. 手功能欠佳的脑瘫患者

2. T_{10}水平完全性脊髓损伤患者可能需要的辅助器具是( )

    A. 加粗手柄勺子   B. 鞋拔

    C. 改装牙刷   D. 翻书器

    E. 改装柄的钥匙

3. 以下适合时间定向障碍者使用的技术是( )

    A. 门上贴患者家庭的合照或患者本人的照片

    B. 常带记事本

C. 利用卡片提醒要做的活动

D. 房间内挂大的钟,大的日历

E. 将每日经常要进行的活动,分步骤地写成清单

4. 触觉缺陷者正确的代偿技术是( )

    A. 使用尖锐的工具和物品   B. 沐浴时用手去探测温度

    C. 眼睛看着要去触碰的物品   D. 不戴手套以训练触觉

    E. 长时间用同一部位使用工具

5. 左前臂截肢者可能需要的辅助器具是( )

    A. 改装的筷子   B. 书写辅助器具

    C. 改装的梳子   D. 剪指甲辅助器具

    E. 改装柄钥匙

B1 型题

    A. 假肢   B. 加粗手柄勺子

    C. 翻书器   D. 拾物器

6. C_7 水平完全性脊髓损伤者需使用的辅助器具是( )

7. 右侧肢体偏瘫者需使用的辅助器具是( )

8. 左小腿截肢者需使用的辅助器具是( )

9. 强直性脊柱炎者需使用的辅助器具是( )

X 型题

10. 辅助器具选配时应考虑的因素有( )

    A. 符合功能需要   B. 利于自我制作

    C. 是否为高科技产品   D. 使用方便,易操作

    E. 别人是否使用

11. 辅助器具选配前要进行系统的评定,包括哪些方面( )

    A. 运动功能评定   B. 感觉功能评定

    C. 认知功能评定   D. 心理功能评定

    E. 环境评定

12. 视觉缺陷者可通过以下方法进行代偿( )

    A. 利用听觉和触觉替代视觉   B. 放大物品,放在中间

    C. 增强光线,减少反光,形成强烈对比   D. 将物品远离身体

    E. 使用手语

第六章 助 行 器

学习目标

1. 掌握:助行器的概念及使用原则;杖类助行器的使用方法及注意事项;助行架的使用方法及注意事项;轮椅尺寸的选择及使用注意事项。
2. 熟悉:各种杖类助行器的测量;各种助行架的特点;普通轮椅的结构、轮椅选择方法。
3. 了解:助行器的作用与适应证;轮椅的种类、适应证。

第一节 概 述

下肢功能障碍常导致患者站立和独立行走困难,多数患者在步行训练开始时常需要步行辅助器具辅助站立和行走,少数患者甚至需要终身使用步行辅助器具。为了提高下肢功能障碍患者的生存质量,作业治疗师需要为患者及下肢残疾者配备合适的助行器,并教会患者及其照顾者正确使用助行器的方法。

一、概念

用来帮助下肢功能障碍患者减轻下肢负荷、辅助人体支撑体重、保持平衡和辅助人体稳定站立及行走的器具称为步行辅助器,简称助行器。主要用于行走不稳、下肢缩短或一侧下肢不能支撑或平衡障碍的患者。

考点提示
助行器概念

二、种类

根据分类方式的不同,助行器可分为以下几类。

1. 根据结构和功能分类 根据助行器的结构和功能的不同,可分为无动力式助行器、功能性电刺激助行器和动力式助行器。最常用的助行器是无动力式助行器,包括各种杖和步行器。具有结构简单,价格低廉,使用方便等特点。

2. 根据操作方式进行分类 我国目前使用的国家标准采用按操作方式进行分类的方法。2004 年中国国家标准化管理委员会所使用的国家标准《残疾人辅助器具分类和术语》(GB/T 16432-2004)根据国际标准化组织残疾人辅助器具分类标准(ISO 9999:2002IDT)将助行器归为个人移动辅助器具主类,包括单臂操作助行器和双臂操作助行器。

(1)单臂操作助行器:指用单臂操作的单个或成对使用的助行器,常称为拐杖,包括手杖、肘(拐)杖、前臂支撑拐、腋(拐)杖、多脚拐杖和带座拐杖。此类助行器使用特点为小巧、轻便,但支撑面积小、稳定性差。

(2)双臂操作助行器:包括助行架、轮式助行架、助行椅以及助行台。此类助行器使用特点为支撑面积大、稳定性好,但比较笨重。

三、功能

1. 减轻下肢负荷,支持体重　偏瘫、截肢后,患侧下肢肌力减弱或双下肢无力不能支撑体重或因关节疼痛不能负重时,使用助行器可以减轻下肢负荷,支持体重,起到代偿作用。

2. 保持身体平衡　对老年人、下肢无力、下肢痉挛、平衡障碍者,助行器能增加支撑面,辅助保持其身体平衡。

3. 缓解疼痛,改善步态　步行器能减轻下肢负荷,对下肢疼痛不能行走或步态异常者,可缓解疼痛,改善或纠正步态异常。

4. 辅助行走　扩大患者行走时的支撑面,增加步行时的稳定性。

四、使用原则

1. 全面了解患者情况　如身高、体重、年龄和全身情况,以及生活环境、生活方式及个人对助行器的要求,如助行器款式、重量、颜色等。

2. 使用前应对患者进行相关功能评定　重点评定患者平衡能力、下肢承重能力、下肢肌力、步态和步行功能、上肢肌力及手的握力与抓握方式等;此外,还需评定患者的认知功能,防止因认知障碍对患者造成的危险。

3. 明确应用助行器的目的及环境　目的明确,使用时应符合患者所处环境要求,考虑其家居情况。

4. 使用前应检查助行器的完整性　检查助行器有无损坏,有无部件缺失,折叠关节、调节钮等是否安装牢固,以保证安全。

第二节　常用的助行器

一、杖类助行器

杖类助行器是一类单个或成对使用的步行辅助器具,小巧、轻便,但支撑面积小、稳定性差。常用的杖类助行器包括手杖、腋(拐)杖、肘(拐)杖、前臂支撑拐等。

(一)手杖

手杖是最常见的助行器。使用手杖时,要求使用者上肢要有一定的支撑力,手部要有一定的握力。

1. 种类与结构

(1)单足手杖:用木材、钢材或铝合金材料制成,只有一个支撑点。分为长度不可调杖和长度可调杖。按其把手形状可分为钩形杖、丁形杖、斜形杖、铲形杖、球头杖、鹅颈型杖等(图6-1)。单足手杖轻巧方便,平地行走与上下楼梯均适用。

(2)多足手杖:支撑面积较大,可以稳定直立。三足手杖有 3 个支撑点,又称三脚拐,三足呈"品"形(图6-2)。四足手杖有 4 个支撑点(图6-3),可以提供较好的稳定性,但由于基底宽,行走在不平的路面时,易摇晃不稳。多足手杖不适用于上下楼梯。

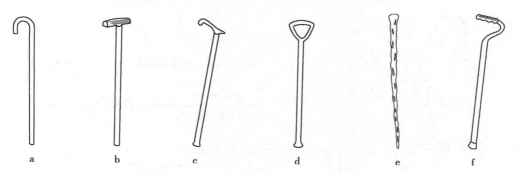

图 6-1 单足手杖按把手形状分类

a. 钩形;b. 丁形;c. 斜形;d. 铲形;e. 球头;f. 鹅颈型

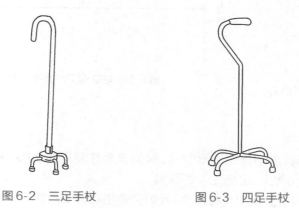

图 6-2 三足手杖　　　　图 6-3 四足手杖

2. 适应证　手杖适用于偏瘫、下肢肌力减退(脊髓灰质炎或下肢神经损伤)、平衡障碍(颅脑外伤或多发性硬化)、下肢骨与关节病变(骨性关节炎、下肢骨折、骨质疏松或半月板切除)、老年

考点提示

手杖的适应证

人、单侧下肢截肢或佩戴假肢、偏盲或全盲等功能障碍者。

(1)单足手杖:用于握力好、上肢支撑力强的患者,如偏瘫患者、老年人等。

(2)三足手杖:用于平衡能力稍欠佳、使用单足手杖不安全的患者。

(3)四足手杖:用于平衡能力差、臂力较弱或上肢患有帕金森病、使用三足手杖不够安全的患者。

3. 测量

(1)无站立困难患者:患者穿普通高度的鞋站立时大转子的高度即为手杖的长度及把手的位置(图6-4)。患者直立,体重平均分布于双下肢,双眼平视前方,肩臂自然放松,肘关节略屈曲30°左右,确认身体无倾斜以及所穿的鞋亦是普通高度的情况下,去除不可调的手杖的套头,将把手置于地面,使手杖足朝上,把手着地垂直靠于患者身侧,在平患者尺骨茎突水平处手杖上作一标记,将多余部分锯去,再把套头套回,手杖即调好适用。如为可调节手杖,按上述标准进行调节。

(2)站立困难患者:仰卧位,双手置于身侧,测量自尺骨茎突到足跟的距离再加上 2.5cm 即为手杖高度。加 2.5cm 是留出穿鞋时鞋后跟的高度。测量正确,患者持杖站立时肘应略屈

30°左右,腕关节背伸,小指前外侧15cm至腕背伸时手掌面的距离即为手杖长度(图6-5)。

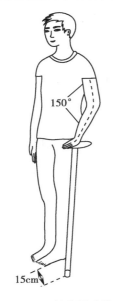

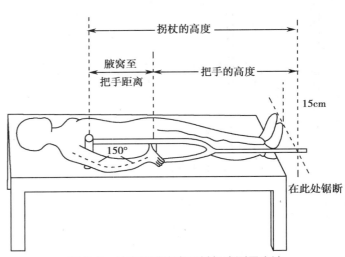

图6-4 无站立困难患者
手杖长度测量方法

图6-5 站立困难患者手杖长度测量方法

4. 使用注意事项

(1)使用手杖时,应用健侧手拿手杖,肘关节最好能弯曲20°~30°,两肩保持水平。上下楼梯时应遵循健侧先上,患侧先下的原则。

(2)患者的腕和手必须能支持体重,否则应选用前臂支撑拐。

(3)行走时应目视前方而不是看地面或拐杖,鼓励患者用正常的足跟先着地和足趾支撑离地的步态。

(4)四足手杖使用时把手的开口侧应向后,四足离患者身旁距离应适当,太近易让患者过分靠在杖上,不利于其身体平衡;太远则易在手杖着地负重时向内倾倒。

(二)腋拐

腋拐是一种利用腋窝和手共同支撑的单臂操作助行器具。主要靠手握把手来支撑体重,而腋托则用来帮助肩部稳定、把握方向,具有较好的减轻下肢承重和保持身体平衡的作用。

1. 种类与结构 分为长度固定式与长度可调式两种(图6-6)。固定式长度不可调节,一般为木制;可调式可调长度,常由轻金属制成。可调式腋拐由腋垫、拐托、把手、侧弓、伸展杆、橡皮拐头、调节螺丝及螺栓等部分构成。

2. 适应证 任何原因导致步行不稳定,且手杖或肘杖无法提供足够稳定者均可选用腋拐。

(1)单侧下肢无力而不能部分或完全负重的情况,如小儿麻痹后遗症、胫腓骨骨折,或骨折后因骨不连而植骨后。

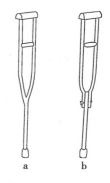

图6-6 腋拐
a. 固定式;b. 可调式

考点提示

腋拐的适应证

（2）双下肢功能不全、不能用左、右腿交替迈步的情况，如截瘫、双髋用石膏固定或用其他方法制动时。

3. 测量　确定腋拐长度的方法很多，常用的方法如下：①身长减去41cm；②患者穿常穿的普通高度的鞋站立，从腋下5cm处量至小趾外15cm处，大转子的高度为把手的位置；③如患者下肢或上肢有短缩畸形，可让患者穿上鞋或佩戴下肢矫形器仰卧，上肢放松置于身体两侧，将腋杖轻轻贴近腋窝，在小趾前外15cm与足底平齐处为腋拐最适当的长度。

4. 使用方法　持腋拐步行有以下几种步行方式：

（1）迈至步：开始步行时常使用这种方法，具有步行稳定，实用性强的特点，但速度较慢，适用于道路不平，拥挤的场合下使用。

具体方法：①同时伸出两支腋拐；②腋拐支撑并向前摆动身体使双足同时拖地向前，到达腋拐落地点附近。

（2）迈越步：此种步行方式在拐杖步行中速度最快，一般在恢复后期使用，适用于路面宽阔及人少的环境。开始训练时易出现屈膝、躯干前屈、导致跌倒，故应反复练习，加强保护，多在迈至步成功后开始应用。

具体方法：①行进时双侧腋拐同时向前方伸出；②患者支撑把手，使身体重心前移，利用上肢支撑力使双足离地，下肢向前摆动，双足在腋拐着地点前方位置着地；③再将双侧腋拐向前伸出取得平衡。

（3）四点步：步行稳定性好，但速度较慢，步态接近正常步行，适用于恢复早期骨盆上提肌肌力较好的双下肢功能障碍患者。

具体方法：①先伸出左侧腋拐；②迈出右足；③再伸出右侧腋拐；④最后迈出左足。

（4）三点步：步行速度快，稳定性良好。适用于一侧下肢患病不能负重者。

具体方法：① 先将两侧腋拐同时伸出落地；② 再迈出患足或不能负重的足；③最后再将对侧足伸出。

（5）两点步：常在掌握四点步行后训练，稳定性不如四点步，但步行速度比四点步快。具体方法：①一侧腋拐和对侧足同时伸出作为第一着地点；②另一侧腋拐和另一侧足再向前伸出作为第二着地点。

5. 使用注意事项

（1）使用腋拐要求上肢和躯干必须要有一定的肌力：如背阔肌、斜方肌、胸大肌、肱三头肌等用力固定上肢来支撑体重；前臂屈肌和伸肌及手部屈肌用力以牢固握住把手。

（2）使用掖拐时要控制好身体的重心，以避免身体向外倾倒。

（3）使用掖拐要求肘关节弯曲20°～30°，利于手臂的施力。

（4）腋垫应抵在侧胸壁上，以加强肩和上肢的稳定性，正常腋拐与躯干侧面成15°角，腋垫顶部与腋窝之间应有5cm或三横指的距离。

（5）着力点应在手柄处，以避免伤及臂丛神经。

（三）肘拐

肘拐是一种带有一个立柱、一个手柄和一个向后倾斜的前臂支架的助行器，也称为前臂杖、洛氏拐（图6-7）。支架上部的肘托托在肘部的后下方，以手支撑为主，前臂支撑为辅，功能与腋拐类似。常成对使用，也可以单用。

1. 种类与结构　由铝管制成。有包绕前臂的前臂套、前臂支架、把手、

图6-7　肘拐

直立杆、可调节的槽口、锁钉及橡皮拐头等几部分组成。前臂臂套的开口方式有前开口和侧开口两种,前臂支架与直立杆的夹角约为150°。

2. 适应证 肘拐可以支持和加强腕部力量,为下肢提供较大支持,当步行不稳定的患者力量和平衡严重受累时,手杖无法提供足够稳定,这时应选用肘拐辅助行走。常用于以下几种情况:

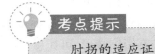

考点提示

肘拐的适应证

（1）双侧下肢无力或不协调,如脊髓损伤、小儿麻痹、某些脊柱裂。

（2）单侧下肢无力且不允许该侧肢体负重时,如踝骨折或半月板切除的早期。

（3）累及全身的双侧严重无力或不协调,或双上肢无使用手杖的足够力量的情况,如进行性肌营养不良或颅外伤后。

3. 测量 手柄到地面长度的测量同手杖把手位置的确定方法;手柄至前臂托长度的测量方法:腕背伸,测量手掌面至尺骨鹰嘴的距离。

4. 使用注意事项

（1）肘拐使用时相对较笨拙,患者需要反复练习。

（2）患者上肢应有良好的力量,能较好地应用肘拐支持体重。

（3）前臂套应松紧适宜,过紧穿脱不便且肘拐难于移动,过松则易脱落,失去支撑力。

（4）前臂套应保持在肘与腕之间中点稍上方,太低会导致支撑力不足,太高则影响肘关节活动甚至损伤尺神经。

（四）前臂支撑拐

前臂支撑拐是一种带有一个特殊手柄和前臂支撑支架的助行器。使用者将前臂固定于臂托上方,利用前臂支撑体重,以达到辅助行走的目的（图6-8）。

1. 结构 由直立杆固定部分、直立杆可调节部分、把手位置调节钮、把手、托槽、衬垫、臂固定带及套头等几部分组成。

2. 适应证 常用于单侧或双侧下肢无力而腕、手又不能负重的患者,如类风湿关节炎,上下肢都受累等。

3. 测量 测量方式有两种,立位测量和卧位测量。

（1）立位测量:患者站直,目视正前方,肩臂放松,体重均匀分布于双下肢,测量自地面到尺骨鹰嘴的距离。

（2）卧位测量:足底到尺骨鹰嘴的距离再加2.5cm。

两种测量方法测出的长度均相当于从托槽垫的表面到套头之间的距离。

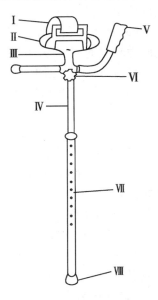

图6-8 前臂支撑拐

4. 使用注意事项

（1）使用前臂支撑拐时患者将手从托槽上方穿过,握住把手,前臂水平支撑在托槽上,承重点应在前臂。

（2）调节手柄时要使托槽前沿到手柄之间有合适的距离,避免手腕、特别是尺骨茎突受压;同时托槽不能太靠后,以免长期使用压迫尺神经。

（3）使用时前臂支撑拐不能离身体前方太远处,以防站立不稳。

（4）无监护下行走之前要确认患者已具有充分的平衡和协调能力,避免出现危险时,前臂支撑拐妨碍手的保护性伸出,导致意外的发生。

二、助行架

助行架是一种由双臂操作的框架式助行器。助行架按结构分类为标准式、轮式、平台式及助行椅等。与拐杖类助行器相比,其支撑点多,稳定性好,但较为笨重。

(一)标准型助行架

标准型助行架是双臂操作助行器中最简单的形式,又称轻型助行架、讲坛架或 Zimmer 架,是一种三边形(前面或后面和左右两侧)的金属框架,没有轮子,依赖手柄和支脚提供支撑。

1. 种类与结构 一般由钢管或铝合金制成,重量很轻。

(1)轻型助行架(图 6-9):框架结构,具有很高的稳定性能,扶手为阶梯式的框架结构,除具有普通框式助行架的功能外,还可以辅助下肢肌力低下患者利用阶梯扶手从坐位到站位。

(2)交互式助行架:助行架两边装有铰链,可以左右侧交替推向前移动。

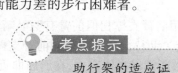

图 6-9 轻型助行架

2. 适应证 主要用于上肢功能较好、下肢平衡能力差的步行困难者。

(1)需要比杖类助行器更大支持的单侧下肢无力或截肢者,如老年性骨关节炎或股骨骨折愈合后。

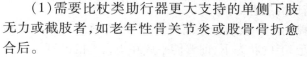

考点提示

助行架的适应证

(2)全身或双下肢肌力降低差或不协调,但又需要独立稳定站立者,如多发性硬化症或帕金森病。

(3)需要广泛支持,以帮助活动和建立自信心者,如用于长期卧床或患病的老年人。

3. 测量 与测量手杖高度的方法相同。

4. 使用方法

(1)基本步态:①提起助行架放在前方,上肢前伸一臂长;②向前迈一步,脚落在助行架两后足连线水平附近,通常先迈弱侧下肢;③迈另一侧下肢。

(2)免负荷步态:①行走时先将助行架向前;②然后负重下肢向前,注意迈步下肢的落足点不能越过助行架两后足的连线。

(3)迈至步:①将助行架的两侧同时前移;②将双足同时迈至前移后的助行架双足连线处。

5. 使用注意事项 使用时助行架应置于患者前方合适位置:如助行架离患者太远,会使助行架的四足不能牢固地放在地面上承重,助行架易倾倒,影响患者平衡。

(二)轮式助行架

轮式助行架是一类带有轮子的双臂操作助行器,又称滚动助行架。

1. 种类与结构

(1)两轮助行架:前面装有固定脚轮,后面的支脚垫具有一定的摩擦力和防滑性能,具有很好的方向性,但转弯不够方便;使用者可以靠推动助行架前移。

(2)四轮助行架:分为前轮为活动脚轮或四轮均为活动脚轮两种类型,具有转弯半径小、移动灵活的特点;手闸可分别用于行进中遇有坡道或障碍物时的短暂制动和停止行进时的后轮锁定;设计较为人性化,有坐垫、储物筐等,特别适用于老年人出行时使用。

2. 适应证 适用于下肢功能障碍,且不能抬起助行架步行的患者。

3. 测量　高度测量同手杖。

4. 使用注意事项　应用时应选较大的空间,教患者学会使用手闸并具有控制手闸的能力,以免下斜坡时发生危险。

（三）助行台

助行台是一种带有前臂托或台、轮子的助行支架,又称为前臂托助行架或四轮式助行架(图6-10)。

1. 种类与结构　有轮子、前臂托或台面。患者依靠前臂托或台、轮子支撑部分体重并保持身体平衡。

2. 适应证　适用于全身肌力低下者、脑血管疾病引起的步行障碍者、慢性关节炎患者以及长期卧床者的步行训练等。

（1）需要使用助行架或前臂支撑拐的下肢功能障碍患者,合并有上肢功能障碍或不协调时,如进展性类风湿关节炎、脑瘫、偏瘫等。

（2）上、下肢均有运动功能障碍,且腕与手不能承重的患者。

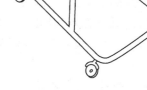

图6-10　助行台

（3）需用前臂支撑拐但前臂有明显畸形的患者。

3. 测量　助行台高度测量同前臂支撑拐。一般助行台高度可调节,可根据患者残疾程度进行调整,通常以身体直立,在肘屈曲近30°的状态下,前臂能平放在平台上的高度为宜。

4. 使用注意事项　助行台支撑面积大、稳定性能好、易于推动。使用时将前臂平放在支撑台面上,利用助行器带动身体前移。助行台比较笨重,在有限的空间内和户外操作时都比较困难,使用者需反复训练以便熟练运用。

第三节　轮　　椅

轮椅是指带有轮子可以行走的座椅,是康复常用的辅助移动工具之一。因其作用与助行架相似,主要为一些残疾者或其他行走困难者代步所用,故在本章介绍。除了作为代步工具外,轮椅还为肢体病伤残者进行功能锻炼和参与社会活动提供了便利,使患者可以更好地达到生活自理、料理家务,参与社会。

一、轮椅的参数要点

合适的轮椅可以使乘坐者行动方便。如选择不当,会适得其反。正确选用轮椅要根据患者功能障碍类型与程度,结合患者要求与喜好,评估轮椅的种类、各部分的尺寸和性能等参数,得出合适的轮椅处方。

（一）轮椅的种类

依据不同的标准,轮椅有不同的分类方法。按驱动方式分为手动轮椅和电动轮椅;按构造分为折叠式轮椅和固定式轮椅;按使用的对象分为成人轮椅、儿童轮椅、幼儿轮椅;按用途分为普通轮椅、偏瘫用轮椅、下肢截肢用轮椅、竞技用轮椅等。根据我国国家标准(GB/T 16432-2004/ISO 9999:2002),除非特别说明,轮椅由使用者操作。通常将轮椅分为普通轮椅、电动轮椅

考点提示

轮椅种类

和特形轮椅三大类。

1. 普通轮椅 为最常用的类型。装有一对大轮和小轮,驱动轮为大轮,用手驱动,可调节脚踏板高度,适合大多数体弱病残者。

有许多种变形用以满足患者不同的功能障碍的需求。如适合偏瘫患者使用的单手驱动式轮椅,两驱动轮之间安装有一传动轴,手圈驱动装置安装在一侧驱动轮上,可用单手操纵;多功能手动轮椅的扶手高度可调可拆卸,脚踏板可翻转或拆卸,靠背角度可调,适合高位截瘫或双下肢残疾者使用。针对上肢肌力较弱或运动功能较差的患者,在驱动轮轴心安装一对电动助力装置,患者只需稍加用力就可使轮椅获得较大驱动力。此外,还有一些人性化的设计,如对老年人和体弱多病者非常适宜的可躺式轮椅,靠背高度至乘坐者头部,可调节使靠背、坐垫和脚踏板架在同一水平面上,形如一张床,乘坐者可随时躺下休息;坐便轮椅的座位上有开孔,下面置有便盆,可随时取放,对许多高位截瘫和由各种疾病导致大小便失禁的患者极为实用等。

2. 电动轮椅 为外动力轮椅,一般由12V或24V蓄电池提供能源,有前轮驱动式和后轮驱动式,一般为后轮驱动,但前轮驱动的易于跨越障碍物。变速结构分有级变速和无级变速两种。刹车机构大多采用马达反转的作用。控制方式有手控、头控、舌控、颊控、颏控、气控、声控等。除手控外,其余各种控制类型主要用于四肢瘫患者。其操作灵活,适用于患者的手功能很弱、不能驱动普通轮椅,或虽能驱动,但行动距离远,体力不能负担时,或身体衰弱根本不宜驱动时。

3. 特形轮椅 常用有体育运动轮椅,不仅非常灵活还对残疾人有保护功能,适合下肢残疾患者从事体育竞赛活动。站立轮椅和站起轮椅可以辅助患者站立和躺下,增强患者心肺功能,减少骨质疏松和压疮的发生,适于截瘫和偏瘫患者进行康复训练。

（二）轮椅的结构

轮椅是由多个部分组成,普通轮椅有轮椅架、车轮、车闸、椅座、靠背、脚托和扶手等组成部分（图6-11）。

考点提示

轮椅结构

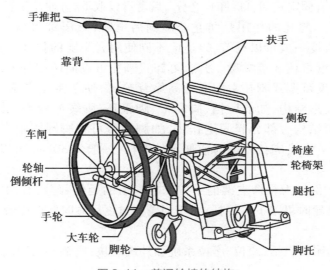

图6-11 普通轮椅的结构

1. 轮椅架 是轮椅结构的核心部分,分为固定式和折叠式两种。固定式强度和刚度均较好,比折叠式更容易维持轮椅的线性关系,结构简单,易于自制;折叠式折叠后体积较小,便于携带。目前临床上使用的轮椅多为折叠式。

2. 轮 轮椅上通常装有一对大轮和一对小轮与地面接触。大轮是轮椅承重部分,多数轮椅为大轮在后,特殊情况下需要大轮在前;大车轮外侧都装有手轮,通过推动手轮来带动大车轮驱动轮椅,手轮的直径一般比大车轮小5cm,为方便驱动时手的操作,有时在手轮外加橡皮以增加摩擦力,或增加带有突起的把手。小车轮为脚轮,直径较大时容易越过障碍物,但直径太大使轮椅所占的空间变大而不便于移动。

轮胎有实心轮胎和充气轮胎两种。实心轮胎易于在地毯及平地上推动,不易爆破,保养方便,但减震性差,在不平路上振动大,若卡入与轮胎同宽的沟内时不易拔出,多用于进出温度变化较大的浴室或铺有地毯的房间等使用环境。充气轮胎有减震作用,在室外不平的路面行驶也较平稳,乘坐舒适,故较为常用,其不足之处为轮胎需经常充气且易破损,推动时摩擦力比实心的大。为改进常用轮胎的不足,目前已生产有轮胎无内胎充气型和低压宽胎轮椅。

3. 车闸 是用于刹住驱动轮以减慢或停止或把轮椅保持在固定位置。普通轮椅的车闸有两种,凹口式车闸和肘节式车闸,前者使用安全可靠,但使用时较为费力;后者刹车力量强,但容易失效。为方便使用,常给车闸安装延长杆让操作省力。

4. 椅座 为乘坐者提供直接的坐位支持,椅座的高、深、宽要适合使用者的体型。

5. 靠背 承托乘坐者背部,为乘坐者提供间接的坐位支持。按可否调节其角度分可倾斜靠背和不可倾斜靠背;按其高度分为低靠背、中靠背、高靠背、高靠背加头托。低靠背的上缘一般在使用者肩胛骨下2~3cm处,允许患者躯干有较大活动度,但需要有一定的躯干平衡和控制能力;高靠背的上缘高度超过肩部,常附加头托,一般为可倾斜式,通过调节后仰角度可使臀部受压部位发生变化来预防压疮,对躯干控制不好及有体位性低血压的患者较为实用。

6. 扶手 扶手可分为长扶手和短扶手,短扶手呈台阶状,前方比后方矮15cm,方便轮椅接近桌面。扶手还有固定式和可拆卸式之分,后者可以取下,方便使用者进出轮椅。

7. 腿托和脚托 腿托的作用是防止小腿向后滑落,有横跨两侧式和两侧分开式两种。脚托支架的长度一般可以调节,以适应不同使用者小腿的长度。脚托有固定式、开合可卸式、膝部角度可调式等类型。开合可卸式脚托可以向两侧分开或卸下,便于进行轮椅转移;膝部角度可调式脚托常配套于高靠背轮椅,便于乘坐者取半卧位。此外,脚托有几种不同的变形结构,如前后挡、脚踝带、脚跟环、脚缓冲器等,满足一些患者特殊的需求。这些变形结构大部分起固定作用,如脚踝带可将脚踝固定在脚托上防止足部滑落;脚缓冲器为一个沿脚托外侧向前伸出的短杆,一般为30cm,可以防止脚尖受到前方物品冲撞。

8. 倾倒杆 倾倒杆为轮椅支架的下方支杆向后的延伸部分,有两方面作用:一为推动轮椅需要抬起脚轮时可踏下倾倒杆;二是当轮椅过度后倾时此杆先着地,防止轮椅向后倾倒。

9. 附件 轮椅附件包括:座位、座位系统和外展阻块;座垫、靠背垫、扶手垫和衬垫;轮椅桌等。

（三）轮椅尺寸的选择

轮椅各主要部件的尺寸是否合适,关系到坐姿的正确与稳定、局部受压以及转移时的安全性。座位的宽窄与深浅、靠背的高低、脚踏板到坐垫的距离以及扶手的高度等是轮椅尺寸的合适与否的重要参数。一般要求测量时被测量者应穿普通衣服,有支具者要穿着支具;测量用坐椅不可太软。

1. **座位宽度** 指轮椅两侧扶手侧板之间的距离。测量方法为被测者坐在测量用椅上,测量坐位时两侧臀部最宽处的距离加5cm,即臀部两侧各有2.5cm的空隙,一般为40～46cm。座位过

窄,不但使患者上下轮椅不便,还容易擦伤患者皮肤,甚至挤压股骨周围产生压疮;座位过宽,乘坐者不易保持平衡,且驱动手轮不便,操纵轮椅易使肢体疲劳。

2. **座位长度** 常称座席深度,指靠背到座位前缘之间的距离。当乘坐者坐好后,腘窝部与座位前缘应有6.5cm左右的间隙。座长过短会使坐骨结节承重太大,容易在坐骨结节处产生压疮;座长过长又会使座位前缘压迫腘窝影响血液循环,并易致皮肤擦伤。座席深度的测量方法为被测者坐在测量用椅上,膝关节屈曲90°,测量臀部向后最突出处至小腿腓肠肌间的水平距离减5cm,一般为41～43cm。

3. **座位高度** 测量方法为被测者坐在测量用椅上,膝关节屈曲90°,足底着地,测量腘窝至地面的高度,一般为45～50cm。座位高度太高,轮椅使用不便,如不能进入桌面下;太低则使骨结节承受的压力过大。

4. **脚托高度** 与座位高度有关。座垫与脚踏板距离过小,会造成坐骨结节承重过大;座垫与脚踏板距离过大,则乘坐者的脚不能够踏上脚踏板,双脚失去依托而自由摆动,容易导致碰伤。合适的脚托高度应是乘坐者坐好后,膝关节屈曲90°,双脚放在脚踏板上,腘窝处大腿前端底部约有4cm不接触座垫为宜。此外,脚踏板跟地面要保持适当距离以便顺利越过一些小的障碍物。一般而言,脚踏板要离地5cm。

5. **扶手高度** 高度得宜的扶手,能够舒适地承托身体,保持良好的姿势和令躯干挺直。扶手太高使上臂被迫上抬而易疲劳;若扶手太低,需要上肢前倾,影响坐姿,导致疲劳。测量方法为被测者取舒适坐位坐在测量用椅上,上臂自然下垂屈肘90°,测量肘下缘至椅面的距离加2.5cm为扶手高度,一般为22.5～25cm,使用坐垫时还应加上坐垫的高度。

6. **靠背高度** 靠背高矮视躯干功能而定。靠背越矮,躯干和手部的活动范围就越大,此时患者需要有一定的躯干平衡和控制能力。低靠背的高度为测量座椅面到腋窝的实际距离减去10cm,即靠背上缘高度应在乘坐者腋下约10cm。高靠背的高度是测量从座席面到肩部或后枕部的实际高度。

7. **轮椅全高** 为手推把上缘至地面的高度,一般为93cm。

二、轮椅的选用

（一）轮椅使用的适应证

1. **步行功能减退或丧失者** 如截瘫、下肢骨折未愈合、截肢、其他神经肌肉系统疾病引起的双下肢麻痹,严重的下肢关节炎症或疾病等。

2. **非运动系统本身疾病,但步行对全身状态不利时**,如心功能衰竭、其他疾病引起的全身衰竭。

3. 中枢神经疾病使独立步行有危险者,如有痴呆、空间失认等智力和认知功能障碍者,严重的帕金森病或脑性瘫痪难以步行者。

4. 高龄老人。

（二）轮椅选择

不同疾病与损伤对轮椅的使用有特殊的要求。

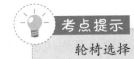

考点提示

轮椅选择

1. 截瘫 除高位胸髓损伤者需要考虑躯干的平衡控制问题外,截瘫患者对轮椅的要求基本相同。座席的规格通过测量身体决定。一般选用短扶手,安装脚轮锁。若需要从后方转移者在靠背上安放拉链,或选择可倾倒式靠背;如需从侧方转移者应选用可拆卸式扶手。踝部有痉挛或阵挛者需要增加脚踝带、脚跟环。当生活环境的路况较好时可选用实心轮胎,配合较厚的坐垫防震。

2. 四肢瘫 C_4 及以上损伤者可选气控或颏控电动轮椅或他人推动轮椅。C_5 以下损伤者可通过上肢的屈曲操作水平把手,选择前臂控制高靠背电动轮椅;功能较好者可选用轻便的手动轮椅。有直立性低血压者应选择可倾斜式高靠背轮椅,安装头托;并配合膝部角度可调的开合可卸式脚托。车轴要尽可能靠后,安装倾倒杆,选择较厚的座垫。

3. 偏瘫 偏瘫患者如果无认知障碍、有较好的理解能力和协调性,可选单侧驱动轮椅;病情严重者选用他人推动轮椅。平衡功能好者可选用座席较低的标准轮椅,安装可拆卸式脚托和腿托,以便脚能充分着地,用健侧上下肢操作轮椅。若需帮助转移时最好选用可拆卸式扶手。

4. 截肢 双下肢截肢者由于身体重心发生很大的变化,一般要把车轴后移防止向后方倾倒,可选用前轮驱动轮椅。若有假肢时要安装腿托和脚托。

5. 下肢伤残及其他 下肢伤残者一般选用标准轮椅;年老、体弱、病情严重者一般选用他人推动轮椅;其他障碍要根据疾病或损伤的程度、关节活动情况、肌力以及体重、躯干平衡、生活环境等综合考虑。

（三）轮椅使用注意事项

1. 根据患者的不同年龄、不同体型、不同疾病来正确选择适合患者使用的轮椅。

2. 使用前全面检查轮椅各个部件的性能,保障使用安全和顺利。

3. 保证患者乘坐轮椅的姿势正确,使身体坐于轮椅的椅座中间,两侧有一定的活动空间,身体尽量向后靠,保持稳定性。对身体不能保持平衡者,应系安全带。

4. 为避免发生压疮,应保持轮椅座面的清洁、柔软、干燥、舒适。定时进行臀部的减压,每 30 分钟抬臀一次,每次 3～5 秒。

5. 患者掌握正确使用轮椅的技巧及轮椅转移的技能。

（四）轮椅处方

轮椅处方是康复医师、治疗师等根据残疾者的年龄、疾病及损伤程度、健康状况、转移能力、生活方式等开具的订购轮椅处方。轮椅处方的内容有简有繁,一般包括所需轮椅的种类/类型、规格以及对某些部件的特殊要求等。目前国内尚无统一的处方格式。具体格式可参考表 6-1。

表6-1 轮椅处方

姓名　　　　　　　性别　　　年龄　　　　联系电话

职业　　　　　　　住址

临床诊断

残疾类型

使用者类型　　　　成年人、未成年人、儿童、普通人、截肢者

使用者体形参数　　身高　　cm,体重　kg

轮椅的类型　　　　普通型、前轮驱动型、单手驱动型(左、右)、下肢截肢用轮椅、
　　　　　　　　　竞技用轮椅

驱动方式：手动(双轮、单轮:左、右)
　　　　　　电动(手控、颊控、颏控、气控)其他：

座席：　宽度　cm,高度　cm,深度　cm,座垫(要、不要)

大轮：　规格　cm,轮胎(普通硬橡胶、一般充气、低压充气;实心)

小轮：　规格　cm,轮胎(普通硬橡胶、一般充气、低压充气;实心),
　　　　脚轮锁（要、不要)

手轮：　规格　cm;普通型、推把(水平、垂直、加粗)

扶手：　长扶手、短扶手;可拆卸式、可装小型书桌;扶手垫(要、不要)

靠背：　普通型、后倾靠背(半倾、全倾);可拆卸式、可开式靠背(要、不要);
　　　　头托(要、不要)

脚托：　固定式、开合可卸式、膝部角度可调式;
　　　　脚跟环（要、不要),脚踝带（要、不要),脚缓冲器（要、不要)

腿托：　横跨两侧式、两侧分开式

车闸：　凹口式、肘节式、运动用可卸式;延长杆(右　cm,左　cm)

颜色：　轮椅架　色;座位　色;其他部件颜色要求:

附件：　座垫、靠背垫、扶手垫、轮椅桌、安全带

特殊附件:手托或手带支撑架　多用托盘　便桶

特记事项:(如附件要求、特殊改装要求等)

　　　　　　　　　　　　　　处方者:

　　　　　　　　　　　　　　　　　　　日期:　　年　月　日

本章小结

　　助行器是许多下肢功能障碍患者以及下肢肌力减弱的老年人极为常用的辅助设备。作业治疗师应根据需要为患者配备合适的助行器,并教会患者及其照顾者正确使用助行器的方法。应用助行器时应掌握适用对象及测量与使用方法。轮椅作为常见的代步工具,对下肢残疾者或其他行走困难者的康复发挥着重要作用,病伤残者可以借助轮椅达到生活自理、参与社会。临床应用时应根据不同患者的具体情况,开具轮椅处方,并指导患者正确使用。

(张四春)

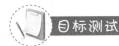 目标测试

A1 型题

1. 杖类助行器的优点是(　　　)

　　A. 小巧轻便　　　　　　　B. 支撑面积小　　　　　　　C. 稳定性好

　　D. 适合骨折患者　　　　　E. 任何人可使用

2. 下列关于手杖长度测量方法描述不正确的是(　　　)

　　A. 患者穿普通高度的鞋站直

　　B. 患者光脚站立测定

　　C. 目视前方,肩臂放松

　　D. 身体无前、后、左、右倾斜

　　E. 站立困难患者在仰卧位测定

3. 关于肘拐,下列叙述错误的是(　　　)

　　A. 也称洛氏拐

　　B. 可以单用,也可成对使用

　　C. 前臂臂套的开口方式有前开口和侧开口两种

　　D. 测量方法与可调节的手杖的测量方法相同

　　E. 前臂套应保持在肘与腕之间距离中点稍下方

4. 下列关于交互式助行架的描述正确的是(　　　)

　　A. 带有轮式结构

　　B. 属于轻型助行架

　　C. 使用麻烦

　　D. 稳定性差

　　E. 适用于任何患者

5. 下列哪种轮椅最适合偏瘫患者使用(　　　)

　　A. 单手驱动式轮椅

　　B. 多功能手动轮椅

　　C. 电动轮椅

　　D. 躺式轮椅

　　E. 运动轮椅

X 型题

6. 助行器的作用包括(　　)

　　A. 应保持身体平衡

　　B. 减少下肢承重

　　C. 缓解疼痛

　　D. 代偿畸形

　　E. 改进步行功能

7. 使用助行器前对患者的评定包括(　　　)

　　A. 患者一般情况

B. 平衡能力、下肢承重能力

C. 生活方式

D. 肢体肌力

E. 认知能力

8. 助行架使用正确的有( )

A. 迈步腿不要迈得太靠近助行架

B. 轮式助行架户外应用较为容易

C. 助行架离患者太近,助行架易于倾倒,扰乱患者平衡

D. 助行架离患者太远,助行架易于倾倒,扰乱患者平衡

E. 轮式助行架使用时应让患者学会在下坡时使用各种闸

第七章 矫 形 器

学习目标

1. 掌握:矫形器的定义、作用。
2. 熟悉:矫形器的常见分类;矫形器的使用及注意事项、佩戴矫形器后不良作用及防治。
3. 了解:常见上肢吊带的临床运用。

案例

　　患者,女,30岁。煤气爆炸导致全身95%面积烧伤,伤后外院急救并进行多次植皮手术,2个月后入住康复中心。入院情况:全身存在约10%散在未愈合创面,余处创面已愈合,瘢痕颜色红、质软、微高出皮面。患者目前一直卧床,不能坐起,四肢关节活动范围明显受限,以肩关节、肘关节、腕关节、掌指关节、膝关节、踝关节活动受限明显。

　　请问:1. 该患者需要选配哪种矫形器?

　　　　　2. 矫形器对他有何作用?

　　　　　3. 如何选配合适的矫形器?

第一节 概 述

一、概念

(一)概念

　　矫形器(orthosis)是为了矫正四肢、躯干的畸形或治疗骨关节及神经肌肉疾病并补偿其功能的一类器具。其中,用于躯干和下肢的也曾称为支具,用于上肢的也曾称为夹板。

考点提示

　　矫形器的定义

(二)命名

　　过去矫形器名称很多,国际上曾称为支具、夹板、矫形器械、支持物,国内也曾称为支架、辅助器等。根据我国国家标准 GB/T 16432-1996(等同采用国际标准 ISO 9999-1992),已统称为矫形器。

　　按装配部位分类与国际统一命名的英文缩写,见表7-1。

124

表 7-1　矫形器按装配部位分类及其国际统一缩写

中文名称	英文名称	缩写
骶髂矫形器	Sacro-iliac orthoses	SIO
腰骶矫形器	Lumbo-sacral orthoese	LSO
胸腰骶矫形器	Thoraco-lumbo-sacral orthoses	TLSO
颈部矫形器	Cervical orthoses	CO
颈胸矫形器	Cervical-thoracic orthoses	CTO
手矫形器	Hand orthoses	HO
腕矫形器	Wrist orthoses	WO
肘矫形器	Elbow orthoses	EO
肘腕矫形器	Elbow-wrist orthoses	EWO
肩矫形器	Shoulder orthoses	SO
肩肘矫形器	Shoulder-elbow orthoses	SEO
肩肘腕手矫形器	Shoulder-elbow-wrist-hand orthoses	SEWHO
足矫形器	Foot orthoses	FO
踝足矫形器	Ankle-foot orthoses	AFO
膝矫形器	Knee orthoses	KO
膝踝足矫形器	Knee-ankle-foot orthoses	KAFO
髋矫形器	Hip orthoses	HO
髋膝踝足矫形器	Hip-knee-ankle-foot orthoses	HKAFO

二、种类

1. 按装配部位分类　分为上肢矫形器、下肢矫形器、脊柱矫形器。

2. 按治疗阶段分类　分为临时用矫形器、治疗用矫形器、功能代偿矫形器。

3. 按治疗目的分类　分为固定性矫形器、保持用矫形器、矫正矫形器、免负荷矫形器、步行用矫形器、牵引式矫形器等。

4. 按制作主要材料分类　分为塑料矫形器、纤维制品矫形器、金属框架式矫形器、石膏矫形器、皮革矫形器等。

5. 按所治疗疾病分类　分为儿麻矫形器、脊柱侧弯矫形器、先天性髋关节脱位矫形器、骨折矫形器、马蹄内翻足矫形器等。

三、作用

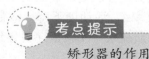
考点提示
矫形器的作用

1. 限制与稳定　通过限制异常运动、稳定关节,减轻疼痛或恢复其承重功能。

2. 固定与保护　通过对病变肢体或关节的固定和保护,促进病变的愈合、缓解或预防软组织的损伤。

3. 矫正畸形与防止畸形的发展 对柔性畸形(如发育期的儿童)利用矫形器矫正治疗,如脊柱侧凸矫形器;对僵硬性畸形或手术矫治前的患者,以及其他因神经、肌肉损伤可能造成的畸形,可利用矫形器限制畸形的发展,如足外翻矫形器。

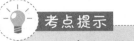

考点提示

佩戴矫形器的注意事项

4. 牵引作用 通过对脊柱的牵引,缓解神经压迫症状、减轻疼痛,如颈椎矫形器、腰椎牵引带。

5. 免荷作用 利用免荷式矫形器避免病变或伤残部位承重,如髌韧带承重矫形器、坐骨承重矫形器。

6. 改进肢体运动功能 利用一些功能性矫形器改进伤残肢体的关节运动,辅助完成日常生活动作,如指伸展辅助矫形器、夹持式矫形器。

四、使用注意

(一)使用要点

1. 掌握正确的穿脱方法 患者及家属应在治疗师指导下掌握正确的穿脱方法,操作时严格按穿脱程序进行。

2. 正确使用矫形器训练 佩戴矫形器后,患者应在治疗师指导下,严格按照训练方案进行训练。在患者掌握了训练方法后,可允许患者把矫形器带回家中训练。

3. 佩戴时间合理 佩戴的时间取决于患者病情、一般状态和其他方面的情况。有的患者需要长期持续佩戴,有的只需训练、工作时佩戴,有的需佩戴数周,有的则需佩戴数月。如脑卒中后偏瘫患者,弛缓性瘫痪期时肩关节容易半脱位,此时穿戴上肢吊带可预防和治疗肩关节半脱位。痉挛期间,继续使用上肢吊带会加重肩关节内收、内旋畸形,因此不需使用。

4. 注意观察与处理佩戴后反应 矫形器的佩戴后若太紧可影响肢体血液循环,因此应随时观察肢体末梢循环,注意有无肿胀、皮肤颜色有无异常等。若穿戴皮肤处有感染或伤口等异常情况,应暂停佩戴矫形器。矫形器穿在肢体上要稳定,避免松脱而影响治疗效果。矫形器的辅助件如螺丝、弹簧、弹力筋要牢靠,否则会造成组织损伤。

5. 正确维护与保养 矫形器维护与保养应做到以下几点:①正确穿戴矫形器,避免矫形器因穿脱不当损伤。②矫形器应保持干燥、清洁,防止潮湿及生锈。③金属关节部位经常涂抹润滑油以保持关节润滑。④矫形器闲时应放在安全的地方,避免重物挤压损坏。⑤避免锐器损坏矫形器。⑥避免接触高温环境,尤其是低温热塑材料。⑦不能使用高浓度洗涤剂清洗,避免接触化学物品。⑧若发现松动、破损等问题,应及时送交制作部门处理。

(二)不良反应及防治

矫形器长期佩戴后易出现以下不良作用:①长期制动引发失用性肌萎缩及肌力下降。②关节固定制动造成挛缩,活动度下降。③制动诱发全身性或局部骨质疏松。④频繁穿脱导致肌挛缩加重。⑤长时间、持续性的机械压力作用可造成压疮;⑥心理依赖性。

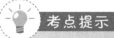

考点提示

佩戴矫形器的不良反应

为了避免不良作用的发生,应严格按照佩戴程序及要求进行使用,并积极配合训练,具体措施有以下几点:

1. 在矫形器固定情况下应进行肌肉等长训练。

2. 在病情允许下,每天行 2~3 次关节被动运动。

3. 鼓励装配双下肢矫形器的患者尽早下床运动。

4. 对痉挛肢体佩戴前应采用轻柔、缓慢的牵伸手法降低肌肉高张力,然后持续穿戴矫形器两小时以上。

5. 定期松懈矫形器,对骨突处应加以保护以避免压疮发生。

6. 功能恢复及症状改善后应及早放弃矫形器。

7. 可配合物理治疗方法,如 TENS、干扰电、高频电等。

 知识拓展

我国对于矫形器制作师的规定

根据职业资格证书制度的有关规定通过考试取得矫形器制作师(CO)执业资格证书并经注册登记的人员,方可从事矫形器制作业务。执业资格考试实行统一大纲、统一命题的考试办法,原则上每年举行 1 次。考试合格者,应在取得执业资格证书后 3 个月内申请办理注册登记手续。注册证有效期一般为 3 年,每年验证 1 次。制作师按规定接受专业技术人员继续教育,注意了解国内外矫形器行业动态,掌握最新的矫形器制作知识和技术,不断提高专业技术水平。

第二节 矫形器的应用

临床上要做到正确应用矫形器,发挥矫形器的应有作用,就需要有矫形外科医师、康复医师和矫形器制作人员的密切合作,组成康复治疗小组,对患者进行全面评定。根据评定结果由康复小组确定最合适的矫形器处方。

在国外,康复工作的过程采用协作组工作方法。矫形器治疗也一样,康复医师应与物理治疗师、作业治疗师、康复工程技师等一起讨论,共同商定矫形器治疗的细节。然后由医师开出处方,作业治疗师或物理治疗师负责矫形器的设计、制作、检验和使用训练,康复工程技师负责解决复杂的机械或电子方面的问题。也有的是由专职矫形器技师负责设计和制作。在我国,医院由于缺乏专业人才和设备,很少能独立设计制作矫形器,尤其是较大型的较复杂的支具只能在假肢工厂制造。随着各种条件的改善,将有越来越多的医院康复科具有能力制作矫形器,因此康复医生和治疗师熟悉相关矫形器的应用知识是有必要的。

一、制作的基本材料

制作矫形器最常用的原材料有热塑板材和石膏绷带。热塑材料具有易成形、易修整、轻便耐用、安全可靠等优点,制成的矫形器易符合生物力学原理。因此在国外热塑材料已广泛应用于制作矫形器。

1. **低温热塑板材** 加温到 60~77℃变软,易塑形和修改,工作时间(软化后重新硬化的时间)较短,为数分钟。其品种、型号和规格有很多。应尽量选强度高、厚度薄、颜色与皮肤接近的。手指的矫形器如制动夹板、指间关节伸展支具,受力最小,可选用 1.6mm 厚的轻型板材,而腕关节、前臂和上臂的矫形器,应选 3.2mm 厚的。下肢矫形器必须用 4.8~6.4mm 厚的高强度板材。夏季使用可选通气好的有孔板材。常用做支具、夹板原料。

知识拓展

低温热塑板的厚度选择

通常情况下,2.4mm 厚的固定板适用于固定成人的手、腕部及儿童躯干,3.2mm 厚的固定板适用于固定成人躯干及四肢。不能将较薄的固定板用于大面积的固定。

2. 高温热塑板材 在 149～177℃软化。因为温度太高,一般不能直接在患者身上塑形,需先做石膏模型,所以制作较复杂。材料软化后厚度增加,冷却后很坚硬,用做石膏夹板原料,适合于制作下肢和脊柱矫形器。

3. 石膏 生石膏加热失去结晶水后为熟石膏,熟石膏接触水分后重新结晶而硬化。硬化定型的时间一般需 10～20 分钟。产品有石膏绷带、石膏布、石膏粉等。石膏绷带最常用,有 20cm×6m、10cm×5m 和 5cm×3m 等规格。用做石膏夹板原料。

二、矫形器的临床应用及使用原则

1. 应用 矫形器临床适用范围广泛,常见有骨与关节损伤;中枢性疾病,如颅脑损伤、脑血管意外、小儿脑瘫;周围神经及肌肉疾病;烧伤等。

2. 使用原则 矫形器由矫形器技师按照处方进行制作和装配,在矫形器制作装配前应对患者进行肌肉力量、关节运动范围、肌肉协调能力等多方面训练,为使用矫形器创造较好的条件。制作的矫形器不但要符合治疗要求,而且矫形器要穿着舒适、轻便、透气,易于穿脱。制作修改好的矫形器交医师评估,经医师同意后交给患者正式穿戴,此时,应认真向患者讲明矫形器的使用方法、穿戴时间、出现问题的处理方法。应注意定期随访检验矫形器使用的效果,发现问题及时解决,必要时给予修改和更新。

第三节 常用的矫形器

一、矫形鞋

1. 定义 矫形鞋是治疗下肢和足部疾病的足垫、足托、皮鞋,皮靴的总称,俗称病理鞋,畸形鞋。

2. 不同功能障碍患者矫形鞋的选用原则

(1)平足常用平足垫、平足鞋矫正。

(2)横弓下陷下跖痛常用横弓垫、跖骨头横条矫正。

(3)跟骨刺,跟下压痛,在皮垫的跟部与足跟压痛点对应处挖一小孔,下衬一层海绵,以减轻局部承重。

(4)跖趾关节炎症,跖趾关节僵直,常在鞋的腔底与大底间用长的钢片加硬鞋底,防止鞋前部背屈。

(5)内翻足用直形鞋楦制作,可在鞋底的前部外侧,后跟外侧加垫。

(6)足的部分缺损:①足趾缺损:海绵补缺垫或 鞋大底与腔底间加用长的弹性钢片加硬鞋底,以保证鞋头不上翘;②跖骨远端截肢,除上述措施外,鞋跟应向前延长至残端之后方,以改善足底承重功能,防止鞋的变形。

（7）下肢短缩：①短 1cm 以下，在普通鞋加用补高鞋垫，增加后跟高度；②短 2～3cm，补高鞋，鞋邦加高，内放补高垫。③短 3～7cm，订制半高腰鞋，加高鞋邦，加高主跟，内放补高垫，称为内补高鞋。④短 7～14cm，除鞋内补高外，不得不在鞋底加用一船形的加高托，鞋重、外观也差。⑤短 14cm 以上的使用补高假脚，穿肥脚裤子，外观较好。

二、下肢矫形器

1. 概述 下肢矫形器较身体其他部位的矫形使用范围更为广泛，近年来由于新材料和新工艺的应用，下肢矫形器增加了许多新品种。根据其结构和适用范围，下肢矫形器可分为用于神经肌肉疾病和用于骨关节功能障碍两大类。

2. 下肢矫形器的主要作用 是支撑体重、辅助或替代肢体的功能、预防和矫正畸形。其主要目的是稳定关节，改善下肢的运动功能；保护下肢的骨与关节，减少疼痛，促进病变痊愈；防止和矫正畸形；改善步态，减免肢体承重，促进骨折愈合和早期功能恢复，巩固手术疗效。

3. 常见的下肢矫形器分类

（1）用于神经肌肉疾病的下肢矫形器

1）踝足矫形器 AFO：①金属条 AFO，适合于偏瘫时的严重痉挛性足内翻下垂畸形和腓总神经麻痹的垂足。②塑料 AFO，具有重量轻、易清洁，外观较好的特点。③金属弹簧式 AFO，这种 AFO 轻便、简单，但钢丝易断。

2）膝踝足矫形器 KAFO：用于中枢性或周围性瘫痪出现的下肢运动障碍，尤其是膝关节不稳。

3）髋膝踝足矫形器 HKAFO：用于某些特殊的痉挛性麻痹患者，控制髋内收，内旋畸形，也适用于矫正儿童的下肢旋转畸形。

（2）用于治疗骨、关节疾病的下肢矫形器：这类矫形器主要的作用：减少下肢承重；维持或矫正骨与关节的对线。

1）髌韧带承重矫形器：属 AFO 类，分金属条型与全塑料型。

2）坐骨承重矫形器：此矫形器的主要作用是使步行中支撑期的体重通过坐骨传至矫形器，再传至地面，使髋关节，下肢减轻了承重。

3）骨折矫形器：具有良好的控制骨折部位对位、对线的能力。

4）维持、矫正膝关节对线的矫形器：用于控制膝过伸、膝内翻、膝外翻等异常活动。

5）髋矫形器 HO：用于脑瘫患者控制痉挛性内收、屈髋畸形，也用于髋关节全关全置换术后恢复期控制关节位置。

三、上肢矫形器

1. 概述 根据其作用力的情况分为静态矫形器和动态矫形器两类。多数上肢矫形器应保持肩、肘、腕、手、手指关节处于功能位并允许上肢有尽量大的活动范围，即应尽可能地减少对正常关节功能的妨碍作用。适应肌肉的弛缓性麻痹；痉挛性麻痹；预防或矫正由于皮肤瘢痕、关节囊、肌肉、肌腱等软组织挛缩引起的关节畸形；关节炎症、骨折、外伤引起的疼痛。

2. 作用 固定关节或骨折部位，促进病变或组织愈合；限制关节的异常活动、恢复上肢功能；保护无力的肌肉；代偿丧失的肌肉功能；预防和矫正关节畸形；训练肌力。

3. 常用的几种上肢矫形器

（1）手矫形器 HO：有弹簧钢丝伸指矫形器、橡筋弹力屈指矫形器、屈掌指关节矫形器、伸掌指关节矫形器、短对掌矫形器等。

（2）腕手矫形 WHO：有皮护腕、腕背屈矫形器、防尺侧偏矫形器、用于偏瘫的腕手矫形器、腕关节驱动握持矫形器等。

（3）肘、腕、手矫形器 EWHO：带肘关节铰链的 EWHO 多用于肘关节不稳定或上臂、前臂骨折不连接的患者。不带肘铰链的 EWHO，固定肘关节于 90°功能位，主要适用于辅助治疗肘关节结核等慢性关节炎症。

（4）翼状肩胛矫形器：可压住肩胛骨，防止其后移，辅助恢复肩关节外展功能，减轻患者肩部的疲劳。

（5）肩关节外展矫形器 SEWHO：用以减轻肩关节周围肌肉、韧带负荷。

（6）肩吊带：适用于肩部损伤的疼痛和肩周围肌肉麻痹时的保护。

（7）平衡式前臂矫形器 BFO：用于肩、肘关节肌肉重度无力或麻痹同时使用轮椅的患者。

四、脊柱矫形器

1. 概述　脊柱矫形器主要用于限制脊柱运动，辅助稳定病变关节减轻局部疼痛，减少椎体承重、促进病变愈合、支持麻痹的肌肉，预防和矫正畸形。

2. 常用脊柱矫形器

（1）软性脊柱矫形器：骶髂带，适用于外伤及产后引起的骶髂关节或耻骨联合分离；骶髂围腰，适用于外伤，产伤后稳定骨盆关节，有时也用于治疗下腰疼；带塑料板的弹力骶髂围腰，用于保持腰背部的正确姿势；腰骶围腰，用于减低腰椎与腰椎间盘的荷重以及限制脊柱的运动。

（2）硬性脊柱矫形器：按部位可分躯干矫形器和颈部矫形器二类。躯干矫形器有屈伸控制式 LSO；屈伸、侧屈控制式 LSO；后伸、侧屈控制式 LSO；屈、侧屈、旋转控制 TLSO；模塑型限制屈伸、侧屈、旋转 TLSO。

3. 常用颈部矫形器　一类是预制品，其一是围颈、其二是支柱式颈矫形顺。另一类是需订制的模塑制品。围颈具有限制颈椎屈曲作用；四杆式颈部矫形器具有较好的限制颈屈伸、侧屈、旋转功能，而且可以选择性地控制头的位置；胸枕领颈部矫形器，可以较好地控制颈椎屈伸侧屈、旋转活动，而且可以为仰卧患者从前方方便地穿戴；订制的模塑头颈胸矫形器可以相当好地限制颈椎各方向的运动；环式头颈矫形器有良好的限制颈椎活动，保护良好对线，减轻轴向负重的功能。

4. 用于治疗脊柱侧突畸形的矫形器　主要用于治疗发育年龄阶段，由于各种原因引起的中度脊柱侧突。主要适用于侧突原发曲线顶点位于 T_7 以下少年儿童使用。

五、悬吊带

常用的上肢吊带多为肘伸位与肘屈位两大类。肘伸展式对肩关节的运动没有限制，具有在功能训练中不必脱下的特点，也可防止上肢屈曲挛缩；肘屈曲式使肩关节保持在内收、内旋位。上肢吊带主要是对上肢关节予以支持和保护，适用于肩关节脱位和半脱位、臂丛神经损伤、腕管损伤、肩部或上臂外伤、肩部手术后、脑卒中偏瘫等患者。

（一）偏侧上肢悬吊带

偏瘫上肢悬吊带的前臂肢托由腕部肢托与肘部肢托组成,两者之间通过一条调节带进行连接,通过金属纽扣可调节悬吊的位置(图7-1),肘部肢托的尺寸常为 25cm×13cm,腕部肢托的尺寸常为 24cm×14cm。其可稳定支撑整个上肢,减缓上肢的重力对肩关节的牵拉。适用于肩袖肌群无力、肱骨骨折、臂丛神经损伤等患者。该吊带使用方便,患者可自行穿脱。

（二）CAV 悬吊带

CAV 悬吊带前臂肢托由腕部肢托和肘部肢托组成,其对手及前臂提供支撑。肢托的尺寸常为 38cm×15cm,吊带的长度常为 60～80cm 可调节,吊带绕过对侧肩分别连接腕部肢托和肘部肢托,肩部佩海绵垫以缓冲其压力(图7-2)。

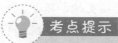
考点提示

常见的悬吊带的分类

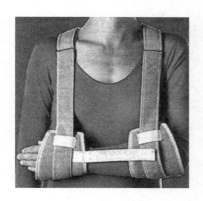

图 7-1　偏侧上肢悬吊带

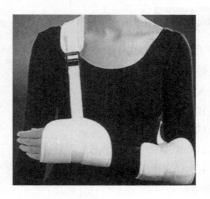

图 7-2　CAV 悬吊带

（三）单侧肩部悬吊带

单侧肩部悬吊带适用于偏瘫肩、肩部肌力下降、肌腱韧带损伤等患者。作用特点为:通过动态支撑来支持肩关节运动、防治肩关节半脱位、限制肩关节旋转和外展、辅助肩胛骨后缩等(图7-3)。

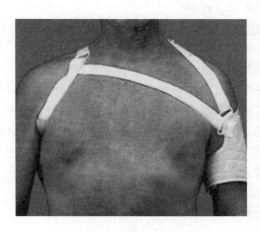

图 7-3　单侧肩部悬吊带

本章小结

　　矫形器是预防和治疗残疾、促进伤病恢复、充分发挥肢体功能的治疗器具。康复治疗师常根据治疗需要为患者及残疾者制作和装配适宜的矫形器。康复治疗师常选用低温热塑矫形器作为辅助治疗手段。常用的矫形器包括上肢、下肢及脊柱矫形器、悬吊带,应注意掌握每种常见矫形器的临床运用方法及注意事项。常用的上肢悬吊带主要是针对上肢关节予以支持和保护,适用于肩关节脱位和半脱位、臂丛神经损伤、腕管损伤、肩部或上臂外伤、肩部手术后、脑卒中偏瘫等患者。应注意掌握各种上肢悬吊带的临床运用方法及注意事项。

（王　芳　李霖毅）

 目标测试

A1 型题

1. 矫形器的应用目的最正确的是（　　　）

　　A. 固定和保护

　　B. 稳定与支持

　　C. 代偿功能

　　D. 预防与矫正畸形

　　E. 以上都是

X 型题

2. 关于脊柱矫形器描述正确的有（　　　）

　　A. 根据脊柱不同作用部位分为颈椎矫形器、胸腰骶矫形器、腰骶矫形器三大类

　　B. 可以限制脊柱运动,辅助稳定脊柱病变关节

　　C. 颈椎矫形器又称围领或颈托

　　D. 腰骶矫形器适用于腰椎体滑脱、腰部椎间关节病、腰椎间盘突出症等患者

　　E. 可以预防或矫正脊柱畸形

3. 关于上肢吊带描述正确的有（　　　）

　　A. 常用的上肢吊带多为肘伸位与肘屈位两大类

　　B. 上肢吊带主要是对上肢关节予以支持与保护

　　C. 偏侧上肢悬吊带适用于肩袖肌群无力、肱骨骨折、臂丛神经损伤等患者

　　D. 单侧肩部悬吊带适用于偏瘫肩、肩部肌力下降、肌腱韧带损伤等患者

　　E. CAV 悬吊带前臂肢托由腕部肢托和肘部肢托组成,其对手及前臂提供支撑

4. 矫形器长期佩戴后易出现的不良作用有（　　　）

　　A. 失用性肌萎缩及肌力下降

　　B. 关节挛缩,活动度下降

　　C. 诱发全身性或局部骨质疏松

　　D. 压疮

　　E. 频繁刱托导致肌痉挛加重

5. 矫形器长期佩戴后不良作用预防措施有（　　　）

A. 矫形器固定情况下应进行肌肉等张训练

B. 鼓励装配双下肢矫形器的患者尽早下床运动

C. 定期松懈矫形器

D. 可配合物理治疗方法

E. 以上都是

第八章　常见疾病的作业疗法

学习目标

1. 掌握:脑卒中的作业治疗;脊髓损伤的作业治疗;脑瘫的作业治疗;手外伤的作业治疗。
2. 熟悉:脑卒中的作业评定;脊髓损伤的作业评定;脑瘫的作业评定;手外伤的作业评定。
3. 了解:脑卒中的概述;脊髓损伤的概述;脑瘫的概述;手外伤的概述。

在临床工作中,作业治疗师的服务对象包括因身体伤病、发育缺陷、退化过程等因素而导致各种功能减退的患者。临床治疗过程中,患者经临床康复医师接诊后转介给作业治疗师,作业治疗师接诊并进行作业功能方面的检查与评估,制订出治疗计划后,由治疗师对患者实施全面综合的作业治疗服务。此外,作业治疗师应安排家庭指导并在出院前做好家庭训练指南,所以作业治疗师应该是患者回归家庭和重返社会的桥梁和纽带。

本章重点介绍脑卒中、脊髓损伤、小儿脑瘫及手外伤等临床常见疾病的作业疗法。

第一节　脑卒中的作业疗法

案例

张某,男,46 岁,个体经营者,脑出血,出血量 30ml,未经过手术,目前病情平稳,运动功能用 Brunnstrom 评定为上肢Ⅰ期,手Ⅰ期,下肢Ⅲ期,认知功能正常,言语正常,日常穿衣、吃饭都需要人照顾,家住 2 楼,没有无障碍设施。

请问:1. 该患者还需要进行哪些评定?

2. 如何制订作业治疗计划?

一、概　述

(一)脑卒中的概念

脑卒中(stroke)又称中风、脑血管意外,是由于脑部血管突然破裂或因血管阻塞造成血液循环障碍而引起脑组织损伤的一组疾病的总称,分为出血性疾病和缺血性疾病。脑卒中是严重威胁人类生命的疾病之一,其发病率、死亡率和致残率都相当高。为了最大限度地降低死亡率、致残率,提高患者的生存质量,应早期、正确的治疗,将使 80% 的患者的功能得到明显改善。

（二）脑卒中的功能障碍特点

1. 运动障碍　运动障碍是最常见的功能障碍之一。多表现为一侧肢体的瘫痪，同时伴有一侧中枢性面瘫。

2. 感觉障碍　主要表现为痛觉、温度觉、触觉、本体觉的减退或消失。感觉障碍将影响到信息的传入，从而影响患者运动功能的恢复。

3. 言语障碍　主要表现为失语症和构音障碍。失语症是由于大脑优势半球（通常为左半球）语言区损伤所致，表现为听、说、读、写的能力障碍。构音障碍是由于脑损害而引起的发音器官肌力减退、协调不良或肌张力改变而引起的语音形成障碍。

4. 认知障碍　主要表现为意识障碍、智力障碍、失认症和失用症等高级神经功能障碍。

5. 日常生活活动能力障碍　由于运动功能、感觉功能、认知功能及言语功能等多种功能障碍并存，导致患者日常生活活动能力降低。

6. 继发性功能障碍　主要表现为心理障碍、泌尿功能障碍、吞咽功能障碍、肩部问题（肩手综合征、肩关节半脱位等）、下肢深静脉血栓形成、失用综合征（肌肉萎缩、压疮、肺部感染、尿路感染、体位性低血压、心肺功能下降等）。

二、脑卒中的作业评定

（一）运动功能评定

目前有许多有关偏瘫运动功能的评价方法，常用的有 Bobath 法、Brunnstrom 法、Fugl-Meyer 法、上田敏法等。其他常用的有关运动功能的评定有：肌力及肌张力评定、关节活动度测量、步态分析和平衡功能评定等。

（二）认知及知觉功能评定

认知功能评定包括注意力和记忆力检查、简易精神状态评定、Loewenstein 认知功能评定等；知觉功能评定包括单侧忽略评定、左右失定向失认评定、结构失用评定、手指失认评定等。

（三）日常生活能力和工作能力方面评定

日常生活能力评定常用 Barthel 指数评定和功能独立性评定；工作能力评定包括功能性能力评估、工作分析、工作模拟评估等。

（四）心理和言语功能评定、吞咽功能评定等

上述各种功能评定方法可参阅《康复评定技术》。

三、脑卒中的作业治疗

（一）治疗目的

通过有目的的和有选择的作业活动，最大限度地促进功能障碍的恢复，发挥患者辅助、代偿能力实现作业活动最大限度独立，借助辅助装置提高患者的自理能力和独立生活能力，最终回归家庭，重返社会。

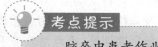

考点提示

脑卒中患者作业治疗目的

（二）治疗方法

1. 急性期治疗方法　当患者生命体征稳定后，应在发病后 1~3 周内尽快开展康复治疗，以防止并发症及继发障碍的出现，康复目标是尽早开始床上活动能力训练，为今后的主动功能训练做准备。

（1）良姿位的摆放：分为患侧卧位、健侧卧位和仰卧位（具体的体位摆放方法详见本书第二章），应鼓励患者多使用患侧卧位。

（2）体位的转换：为预防压疮、肺部感染和痉挛模式的出现，卧床患者应定时翻身，一般每1~2小时变换一次体位，交替采取仰卧位、左右侧卧位。

（3）肢体被动运动：对早期病情稳定或完全偏瘫的患者，应作患肢关节的被动活动，以防关节挛缩和变形。活动顺序应从近端关节至远端关节，活动幅度应由小到大，直至主动运动恢复。多做一些抗痉挛模式的活动，如肩外展、外旋，前臂旋后，伸肘，伸腕，伸指，伸髋，屈膝，踝背伸等。

（4）床上活动

1）床上翻身：可进行健侧翻身和患侧翻身训练。

2）桥式运动：仰卧位，两腿屈曲，双腿平踏床面，伸髋并将臀部抬离床面。

2. 恢复期治疗方法 脑卒中发病后1个月左右，病情稳定即进入恢复期。此期是康复治疗和功能恢复的最佳时期。

（1）床边坐起：患者患侧卧位，先用健侧下肢将患侧下肢置于床边，使膝关节屈曲，然后将健手向前横过身体，在患侧用手推床，同时头和躯干向上侧屈，并向下摆动健腿坐起。治疗师双手分别放在患侧肩部和健侧髂嵴处辅助，以促进患者坐起。

（2）坐位平衡训练：坐位平衡训练要循序渐进，从无支撑坐在椅子上达到一级坐位平衡，到能做躯干向各方向摆动活动的"自动态"的二级平衡，最后完成能抵抗他人外力的"他动态"的三级平衡。

（3）转移训练：包括床与轮椅之间、轮椅与座椅之间、轮椅与坐便器之间、轮椅与浴盆之间的转移。训练时要注意：患者必须有足够的体力与支撑力；转移时轮椅与床、椅等之间不能有空隙；上下轮椅时要先固定轮椅。

（4）站立及站立平衡训练：先站起立床，然后逐步进入扶持站立或平行杠间站立、徒手站立，让患者逐渐脱离支撑，重心移向患侧。能徒手站立后，再实施站立平衡训练，最后达到站立位的三级平衡。

（5）步行训练：先进行扶持步行或平行杠内步行，再到徒手步行。纠正步行时的异常步态，站立相时，重点训练患腿的负重能力、平衡反应能力；摆动相时，重点训练髋关节、膝关节、踝关节的屈伸协调能力。

（6）功能性运动训练

1）上肢功能训练：①恢复早、中期训练，重点是抑制由于共同运动与联合反应等构成的异常运动模式，诱发上肢，特别是手的分离运动。如砂磨板训练，滚桶训练，单手推动巴氏球训练；木钉盘训练，可将活动姿势设计为立位或木钉盘放置于与肩同高的位置，助于改善肩关节活动范围及立位平衡能力；用患手固定桌面上的尺子，健手用笔画线，以训练双手协调的能力。②恢复后期训练，重点是改善手的精细操作功能、提高运动速度。如选择各种规格的木钉训练，以提高手的灵活性；棋类、扑克、麻将等活动既有娱乐的作用，又有助于训练手指对粗、细、大、小、方、圆等不同规格、不同形状物体抓握的能力。文字书写能力的训练有助于改善和恢复患者书写功能障碍，对手功能恢复较差的患者，应进行利手交换训练。

2）日常生活活动能力训练：①恢复早、中期训练，主要包括进食动作训练、穿脱衣服训练、个人卫生训练及支具、矫形器的使用等。②恢复后期训练，包括家务活动训练、入浴动作训练、高级技能活动训练、上下楼梯训练等，以提高日常生活活动能力。如家务活动训练：包括整理房间、打扫卫生、洗晒衣服、烹调、洗涮餐具、购物、经济管理、电器使用、抚育幼儿、信件处理等。入浴动作训练：对浴室环境、洗浴用具进行调整和改制，能有效提高患者入浴的安全性和独立性。如将普通的浴球或海绵球固定在一个长手柄上，以帮助患者清洁后背；用线穿一块肥皂挂在颈部，有助于患者把肥皂擦在洗澡巾或健手上；将毛巾的一侧安装一个套环，套在患侧手腕处，便于洗后背时在肩的后部上下拉动毛巾；淋浴喷头不固定在墙上，浴盆边安装扶手等。

（7）认知及知觉功能障碍训练：详见本书第四章。

3. 后遗症期的治疗方法　发病 6 个月之后，功能恢复缓慢或停滞不前，患者不同程度地留有各种后遗症，如偏瘫侧上肢运动控制能力差、患侧手功能障碍、失语、吞咽困难、关节挛缩畸形、偏瘫步态等。对后遗症期患者继续进行提高肢体功能的康复治疗之外，应将治疗重点放在整体日常生活活动水平的改善上，通过使用"代偿技术"、环境改造和职业训练，尽可能使患者重返家庭、社会或工作岗位。

（1）手杖和步行器的使用：恰当地使用手杖和步行器，把它们作为步行训练的一种过渡，但不要过早地使用，因为过早使用可使患者产生依赖，妨碍患者潜能的发挥。

（2）轮椅的使用：轮椅的使用可使患者获得坐位的安全感，使移动简单化，获得更大的活动独立性。

（3）支具、自助具的使用：对有运动功能障碍的患者提供订制或购买辅助用具的咨询，并指导患者掌握手杖、拐杖、助行器、矫形器、轮椅等基本用具的使用方法和注意事项。

（4）环境改造：为方便后遗症期的患者独立完成日常生活活动，对家庭中的某些结构设施进行改造。如去除门槛，增加通道的宽度，将蹲式便器改为坐式便器，将床降至 40cm 左右高度，增加必要的室内扶手，降低浴盆高度，洗手池的安装方法及形状要适合轮椅的进入等。

（5）职业训练或指导：对功能恢复较好、又有工作意愿的患者，应根据其原有技能、现在的身心状况以及未来工作的条件进行就业指导和职业训练。对患者提出就业的意见和建议，并进行有关技能、认知、心理等方面的训练。

4. 常见并发症的治疗方法

（1）肩手综合征（shoulder-hand syndrome，SHS）：肩手综合征又称反射性交感神经性营养不良，常发生于脑卒中后 1～3 月内，发生率约为 12.5%～70%。肩手综合征的发病机制可能与交感神经功能障碍、肩关节半脱位、痉挛、腕关节过度的牵拉或手受到意外的伤害等因素有关。临床表现为突然出现的肩部疼痛，运动受限，手水肿及疼痛，后期可出现手部肌肉萎缩、手指挛缩畸形，可导致患手的运动永久丧失。其治疗或预防措施有：

1）正确放置患肢：正确放置患侧上肢，确保腕部不处于完全掌屈位，避免患者上肢尤其是手的损伤、疼痛、过度牵张及长时间垂悬；卧位时，适当抬高患侧上肢；坐位时，把患侧上肢放在轮椅上安装的小桌子上，并用夹板固定避免腕部掌屈位。

2）偏瘫早期避免牵拉损伤肩关节周围组织，注意矫正肩胛骨的位置，增加肩关节周围肌肉的张力以预防肩关节半脱位；避免在患手静脉输液。

3）被动和主动运动：患侧上肢的被动运动可防治肩痛，维持各个关节的活动度，活动时应轻柔、缓慢，以不产生疼痛为度。主动进行肩胛骨活动，在上肢上举的情况下进行肩关节的三维活动，但不应练习使伸展的患侧上肢的持重活动，以免增加水肿和疼痛。

4）冷疗：该疗法可以消肿、止痛并解痉。

5）症状明显者可予以常规剂量的类固醇制剂治疗 2～3 周及消炎止痛类药物对症处理，

大多数患者的症状可以得到缓解。

（2）肩关节半脱位：多发生在脑卒中早期，发生率高达60%～70%。尤其在整个上肢处于弛缓性麻痹状态下，在开始坐或站立时，由于重力作用而发生。其治疗或预防措施有：

1）在进行床上运动、转移训练及肩胛骨、上肢的被动活动时，应保持肩关节的正常活动范围。

2）加强肩周围稳定肌群的活动及张力：治疗师一手持患臂向前伸，另一手轻轻拍打肱骨头，使三角肌和冈上肌的张力和活动性增强；也可一手握住患者上肢并向上举，一手用手掌由患肩向远端快速摩擦。

3）肩胛骨的主动运动训练：患者取坐位于桌旁，桌上摆放一只篮球，患手控制篮球，肘关节伸展，做向前、向后滚动篮球的动作，完成肩胛骨的内收和外展的控制。在治疗过程中应注意矫正肩胛骨的姿势，随时都要注意良姿位的摆放，鼓励患者经常用健手帮助患侧上肢做充分的上举活动。

 知识拓展

病案分析

赵某，女，46岁．右侧肢体活动伴语言障碍2月余。2月前活动中出现头疼，恶心，呕吐，肢体活动不灵，去当地医院就诊，头颅CT显示左侧基底节区高密度影，诊断为脑出血，当地医院神经内科治疗后，右侧肢体不能活动，语言表达不利，为进一步治疗，收入我科。现在患者肢体Brunnstrom运动功能评定上肢Ⅰ级，手Ⅰ级，下肢Ⅱ级，ADL完全不能自理，右肩关节半脱位，右足下垂，内翻。

1. 功能评定

（1）运动功能评定：右侧肢体Brunnstrom运动功能评定上肢Ⅰ级，手Ⅰ级，下肢Ⅱ级。

（2）日常生活能力评定：ADL完全依赖。

（3）言语功能评定：进一步明确言语障碍的类型。

2. 作业治疗方案

（1）起立床站起训练开始，逐步过渡到坐位平衡训练。

（2）床上日常生活活动训练。

（3）制作膝踝足矫形器（KAFO），患侧下肢穿戴KAFO进行平行杠内立位平衡训练。

（4）促进下肢分离运动出现。

（5）ADL能力训练包括移乘训练、更衣训练、矫形器使用训练、入浴训练等。

（6）防止肩关节半脱位训练。

3. 分析 该患者属于脑出血恢复期，在训练过程中注意了解患者对功能活动和日常生活的要求。恢复期步行功能训练是主要康复目标，该患者应该借助矫形器进行步行功能训练，因其右侧肢体肌力情况应先进行一些肌力训练和体位适应训练，后逐步过渡到平衡训练和步行训练，训练过程中ADL训练贯穿始终。

（马雪真）

第二节 脊髓损伤的作业疗法

 案例

林某,男,36岁,货车司机,一次运输途中不慎翻车,腰部着地,双下肢即不能活动,当地医院摄片示"T_{12}椎体粉碎性骨折伴完全脱位",转至上级医院行"T_{12}椎体骨折伴脱位复位＋内固定术"。术后卧床一月余后,可佩戴胸腰托支具双手扶持下坐数小时,但不能站立、行走,有漏尿现象。

请问:1. 该患者脊髓损伤平面如何确定?

2. 如何制订该患者的作业治疗计划?

一、概述

(一)脊髓损伤的概念

脊髓损伤(spinal cord injury,SCI)是指由于各种原因引起的脊髓结构、功能的损害,造成损伤水平以下运动、感觉、自主神经功能的障碍。分为完全性脊髓损伤、不完全性脊髓损伤和脊髓震荡三种类型。

(二)脊髓损伤的病因

1. 外伤性原因 外伤性脊髓损伤最常见,约占脊髓损伤的70%,主要因高处坠落、交通事故、暴力打击、体育运动及刀枪伤引起。

2. 非外伤性原因 主要因脊柱或脊髓的病变引起,如脊髓炎、脊柱结核、脊柱畸形、脊柱或脊髓肿瘤、脊髓空洞等,约占脊髓损伤的30%。

(三)脊髓损伤的功能障碍特点

1. 运动、感觉障碍 颈脊髓损伤造成四肢瘫痪时称四肢瘫,胸段以下脊髓损伤造成躯干及下肢瘫痪时称截瘫。完全性脊髓损伤表现为损伤平面以下感觉、运动和括约肌功能完全丧失。不完全性损伤是在损伤平面以下,仍有部分运动、感觉和括约肌功能存在。

2. 呼吸、循环功能障碍 C_6以上的脊髓损伤患者,多伴有呼吸、循环功能障碍。高位颈髓损伤的患者,由于肋间肌、膈肌麻痹,使肺容积和气体交换受到影响,又由于交感神经受累,迷走神经占优势,使气管平滑肌收缩,加之患者咳嗽能力减弱,支气管内的分泌物不能及时排出,使肺炎的发生率增加。发病早期由于失去交感神经的控制,可直接影响到心血管系统的调节机制,出现心动过缓、体位性低血压、水肿、下肢深静脉血栓形成或肺栓塞等症状。

3. 自主神经功能障碍 常发生于T_6或T_6以上的脊髓损伤患者。早期由于失去交感神经的控制,可出现心率减慢、血压偏低、体温不升、反应迟钝及定向力差等交感反射不足的表现,损伤平面以下出汗、皮肤潮红、寒战及竖毛反射均消失。也可表现为交感反射亢进,如阵发性高血压、搏动性头痛、大汗、憋气、视物不清、心动过速等。交感反射亢进多由来自内脏的恶性刺激和损伤水平以下的各种不良刺激(如膀胱过度充盈、粪块的嵌顿、压疮、肌肉痉挛等)引起,其中膀胱或肠道的充盈扩张为最常见原因。

4. 排尿障碍 表现为不同类型的神经源性膀胱。$T_{10} \sim T_{11}$以上损伤,骶髓排尿中枢完好,反射弧完整,出现上运动神经源性膀胱的表现,如小便次数增多而每次的小便量减少,产生尿失禁。$T_{10 \sim 11}$以下损伤,骶髓排尿中枢受损,出现下运动神经源性膀胱的表现,如膀胱容量增大,产生尿潴留等。

二、脊髓损伤的作业评定

(一)损伤平面的确定

1. 损伤平面的确定　主要以运动损伤平面为依据;但是在$T_2 \sim L_1$节段损伤时,运动损伤平面难以确定,应以感觉损伤平面来确定脊髓损伤的平面。

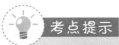

考点提示

脊髓损伤患者损伤平面的评定

2. 损伤平面关键肌的肌力必须≥3级,该平面以上关键肌的肌力必须≥4级。如果身体两侧的损伤水平不一致,需同时检查身体两侧的运动损伤平面和感觉损伤平面,并分别记录。

(二)损伤程度的评定

根据美国脊髓损伤学会(American Spinal Cord Injury Association,ASIA)的残损分级(表8-1)。

表8-1　ASIA损伤分级

损伤分级	损伤程度	临床表现
A	完全性	$S_4 \sim S_5$无运动和感觉功能
B	不完全性	损伤水平以下,包括$S_4 \sim S_5$,有感觉功能但无运动功能
C	不完全性	损伤水平以下,运动功能存在,大多数关键肌肌力<3级
D	不完全性	损伤水平以下,运动功能存在,大多数关键肌肌力≥3级
E	正常	运动和感觉功能正常

(三)脊髓休克期的判定

脊髓休克是指脊髓受伤后,脊髓功能处于暂时性抑制状态。临床表现为:受伤后损伤平面以下的感觉、运动、反射和括约肌功能均丧失,一般在数小时至数天后,脊髓功能开始恢复,最后可完全恢复。球海绵体反射是判断脊髓休克的指征之一,处于脊髓休克期的患者此反射消失。但需注意的是正常人有15%~30%不出现该反射,圆锥损伤时也不出现该反射。判断脊髓休克期结束的另一指征是损伤平面以下出现任何感觉、运动或肌张力增高。

(四)脊髓损伤患者运动功能的评定

采用ASIA运动评分法(motor score,MS)。选择10块关键肌肉,采用MMT法评估肌力,每一组肌肉所得分与评定的肌力级别相同,从1分到5分不等。最高分左侧50分,右侧50分,共100分。评分越高,肌肉功能越佳。

(五)脊髓损伤患者感觉功能的评定

采用ASIA的感觉评分法(sensory index score,SIS)。选择$C_2 \sim S_5$共28个节段的关键感觉点,分别检查身体两侧各点的痛觉和轻触觉,感觉正常得2分,异常(减退或过敏)得1分,消失为0分。每侧每点每种感觉最高为2分。每种感觉一侧最高为56分,左右两侧为2×56＝112分。两种感觉得分之和最高可达224分。分数越高表示感觉越接近正常。

(六)脊髓损伤患者日常生活活动能力的评定

截瘫患者用改良的Barthel指数评定。四肢瘫患者用四肢瘫功能指数(quadriplegic index

of function ,QIF)评定。对于长期住院的患者还需进行功能独立性的评定。具体、详细评定方法可参考《康复评定技术》。

三、脊髓损伤的作业治疗

(一)治疗目的

将脊髓损伤后的各种障碍抑制在最低限度,努力避免并发症的发生,并最大限度地发挥残存功能,以提高生存质量。

(二)治疗方法

1. 急性期治疗方法　主要目的是防止制动综合征(肌肉萎缩、骨质疏松、关节挛缩等),为今后的进一步康复治疗创造条件。

(1)急性不稳定期(卧床期):此期为伤后 2 ~ 4 周之内。当患者生命体征基本平稳后即开始康复训练,主要采取床边训练法。

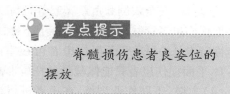

考点提示

脊髓损伤患者良姿位的摆放

1)良姿位的摆放:保持卧床时肢体处于功能位,以防关节挛缩、畸形的发生。必要时选择使用功能位夹板,以适合患者的功能需求。

2)体位变换:一般每 1 ~ 2 小时翻身一次,以防止压疮、肺部感染、下肢深静脉血栓等并发症的出现。

3)关节被动运动:对瘫痪肢体进行关节被动运动训练,以防关节挛缩和畸形的发生。

4)肌力维持训练:在确保脊柱稳定的前提下,可在仰卧位下进行编织、捏黏土、叠纸玩具等动作以利肌肉的等长收缩,以防肌萎缩的发生。

5)早期坐起训练:脊髓损伤后脊柱稳定性良好者应早期(伤后或术后 1 周左右)开始坐位训练,逐渐从卧位转向半卧位或坐位,坐位训练时逐渐增加床头抬高的角度(每天增加15°左右),以无头晕、心慌、低血压等表现为度。

(2)急性稳定期(轮椅期):此期为伤后 4 ~ 8 周之内。脊髓休克多已结束,脊髓损伤的水平、程度已基本确定,应逐步离床乘轮椅进入治疗室进行训练。

1)站立训练:患者经过坐起训练后,如无直立性低血压等不良反应,即可考虑进行站立训练,训练时为保持脊柱的稳定性应佩戴腰围训练。患者进行站起立床训练时一般从倾斜20°开始,逐渐增加角度,每周约增加10°,如有不良反应发生,应及时降低高度。

2)垫上训练:在治疗垫上可进行翻身训练、牵伸训练(主要牵伸下肢的腘绳肌、内收肌和跟腱)、垫上移动训练、手膝位负重移行训练。

3)坐位训练:包括长坐位(膝关节伸直)和端坐位(膝关节屈曲90°)训练。①长坐位支撑训练:患者双侧肘关节伸直,双手支撑床面,双肩下降,抬起臀部。②长坐位平衡训练:患者保持长坐位,双上肢置于身后稍外侧,双手支撑;保持平衡后,可变成单手支撑,未支撑的上肢先向侧面抬起,然后向前、向上抬起,头和躯干可轻度偏向支撑的一侧;在此基础上,再双上肢抬起进行坐位平衡训练。达到静态坐位平衡后,再进行动态坐位平衡训练。③长坐位移动训练:支撑向前方移动:患者双下肢呈外旋位,膝关节放松,双手靠近身体,在髋关节稍前一点的位置支撑,肘关节伸展,前臂旋后,提起臀部,同时头、躯干向前屈曲,使臀部向前移动。支撑向侧方移动(向左移动):右手紧靠臀部,左手放在与右手同一水平,离臀部约30cm 的地方,肘伸展,前臂旋后或中立位,躯干前屈,提起臀部,头和肩向左侧移动。

2. 恢复期的治疗方法 此期为伤后 2～3 个月以后。在早期康复训练的基础上,进行增强肌力、耐力、熟练轮椅操作、加强生活技巧等训练。

(1)肌力训练:注重强化上肢的肌力训练,为移动身体、驱动轮椅及持拐步行打下基础。完全性脊髓损伤患者训练的重点是肩和肩胛带的肌力,不完全性脊髓损伤者上述肌肉和其他肌肉一起训练,可采取上肢支撑力训练、肱三头肌和肱二头肌训练及握力训练等方法。

(2)轮椅训练:包括轮椅坐位平衡训练、轮椅上用双臂支撑身体及将下肢放到地上训练、驱动轮椅训练、移乘训练、轮椅上应用动作训练。移乘训练包括床与轮椅之间的转移、轮椅与坐便器之间的转移、轮椅与地之间的转移等。轮椅上应用动作训练包括轮椅上开门、轮椅上大小便、轮椅上洗澡、轮椅上站起等训练。

(3)步行训练:包括平行杠内步行训练和拐杖步行训练。肌力增强之后可以练习跨越障碍、上下阶梯、安全跌倒和重新爬起等训练。通过步行训练使患者达到社区功能性行走:L_4 以下平面损伤患者穿戴踝足矫形器能上下楼,能独立进行日常生活活动,能连续行走 900m;家庭功能性行走:$L_1 \sim L_3$ 平面损伤患者可在室内行走,但行走距离不能达到 900m;治疗性步行:$T_6 \sim T_{12}$ 平面损伤患者只能佩戴骨盆托矫形器或膝踝足矫形器,借助双腋拐进行短暂步行。

(4)上肢、下肢作业训练:在患者进行练习站立时,可开展一些手工艺和使用上肢的游戏活动。能在轮椅坐稳之后,开始进行使用锤子、锯、手压黏土粉碎机、打乒乓球等活动。下肢功能改善时,可做踏板式治疗器、脚踏式线锯等活动。

(5)矫形器及自助具的使用:截瘫患者依据损伤节段的不同,可选用抓握矫形器、背支架、膝踝足矫形器、踝足矫形器等。不同损伤平面的脊髓损伤患者在作业治疗中可使用以下辅助器具、技术。

1)颈髓损伤:根据患者功能情况选配高靠背轮椅或普通轮椅,上颈髓损伤可选配电动轮椅,早期活动时可佩戴颈托。生活完全不能自理者(C_4 以上损伤),尝试使用利用下颌控制的电动轮椅,用口棒(制作一只 15～20cm 的小木棒,指导患者含在口中)或头棒(将小木棒固定在一个头圈上,利用头颈的运动进行操作)进行写字、键盘操作、阅读翻页等。生活基本不能自理者(C_5 损伤),利用前臂平衡矫形器和上肢悬吊装置,帮助患者控制上肢和前臂,使得手向头和口的移动更容易,从而完成打字、进食、穿脱上衣、个人卫生等活动;使用腕关节固定支具,既可以保持腕关节及手指的功能位,还可以在支具上固定笔、勺子等,进行写字、进餐练习;使用有齿轮结构的腕手矫形器进行捡拾物品、持笔写字等练习。生活能部分自理者(C_6 损伤),为使患者获得更具有实用性的抓握功能,可使用腕驱动的抓握矫形器;也可利用万能袖带、书写辅助具等,帮助患者独立完成进食、刷牙、书写等动作。C_7、C_8 损伤的患者生活基本能自理者但抓握力弱,此类患者仍可继续学习使用腕驱动抓握支具和耐力训练。此外,对需要的患者可配置手功能位矫形器、踝足矫形器(AFO)等,多数患者需要进食、穿衣、打电话、书写等自助具。坐便器、洗澡椅等可根据情况选用。

2)$T_1 \sim T_4$ 脊髓损伤:常规配置普通轮椅、坐便器、洗澡椅、拾物器。符合条件者可配备截瘫步行矫形器(RGO 等)或髋膝踝足矫形器(HKAFO),配合助行架、拐杖、腰围等进行治疗性站立和步行。多数患者夜间需要踝足矫形器(AFO)维持足部功能位。

3)$T_5 \sim L_2$ 脊髓损伤:大部分患者可通过截瘫步行矫形器(RGO)或膝踝足矫形器(KAFO)配合步行架、拐杖、腰围等进行功能性步行,夜间使用踝足矫形器(AFO)维持足部功能位,常规配置普通轮椅。坐便器、洗澡椅可根据情况选用。

4)L_3 及以下脊髓损伤:多数应用踝足矫形器(AFO)、四脚拐或手杖等可独立步行,但部分患者仍需要轮椅、坐便器、洗澡椅等。

（6）日常生活活动训练：C_6 损伤的患者在具备移乘能力、坐位或站位平衡能力、上肢运动能力的基础上，通过运用适当的辅助设备，进行日常生活活动训练。如洗脸、洗手、刷牙、梳头、剪指甲、刮胡子、穿脱衣服、进食、自我导尿等。

（7）家庭回归训练：应进一步强化日常生活独立性训练，包括洗漱、更衣、如厕、洗衣、做饭、整理房间、床与轮椅间转移等。此外，为了保证患者能够尽可能多地独立完成日常生活活动，根据其功能水平和动作特点，家属应配合治疗师对患者的生活环境加以改造。如洗手池的下方应有容纳坐在轮椅上的双下肢的空间，便于患者身体更接近洗手池；根据患者手的功能情况，选择便于使用的水龙头类型；将梳子、牙刷的把手加粗加长，便于患者抓握；指甲刀的一侧固定在木板上，另一侧加大加宽，便于患者使用。

（8）职业能力及其他能力的康复训练：基本的职业能力训练包括与他人交流沟通、书写、打字、电脑操作、文件处理等方面。

 知识拓展

病案分析

王某，男，59 岁。患者 51 天前车祸导致头颈部外伤，伤后 26 天，在全麻下行"颈后路 $C_3 \sim C_6$ 椎板切除减压、椎板钩 $C_3 \sim C_6$ 侧块螺钉内固定、植骨融合术"，术后抗感染、营养神经、脱水治疗。现患者呼吸机辅助呼吸，神志清，双肺呼吸音略粗，双侧上肢肌力 Ⅱ级，左前臂 0 级，腱反射未引出，双下肢肌力 0 级，双侧腹壁反射、提睾反射、肛周反射，球海绵体反射均存在，肛门括约肌有力。MRI 提示 $C_6 \sim C_7$ 脊髓受压、扭曲；$C_5 \sim C_7$ 椎间盘突出；$C_3 \sim C_6$ 侧块螺钉内固定、融合术后改变。

1. 功能评定

（1）损伤水平确定：根据关键肌力是否达到 3 级确定损伤平面，该患者需进一步明确肌力和感觉水平。

（2）损伤程度确定：该患者有明确的骶段感觉，可确定为不完全性脊髓损伤。

（3）日常生活活动能力评价：用 Barthel 指数或四肢瘫功能指数（quadriplegic index of function，QIF）评定

2. 治疗方案

（1）良肢位摆放。

（2）体位变换训练。

（3）呼吸肌训练。

（4）被动关节活动度训练。

（5）早期坐起训练。

（6）肌力增强训练。

3. 分析 该患者康复训练首先要建立信心，该患者属于四肢瘫痪，分析此类型的患者一定注意明确损伤水平关键肌的肌力和感觉损伤平面，其次确定其日常生活活动能力情况。该时期主要的作业治疗目的是防止制动综合征以及各种并发症的发生，为以后进一步进行日常生活活动训练创造条件。

（马雪真）

第三节　脑性瘫痪的作业疗法

案例

　　脑瘫患儿，男，2 岁，因不能独立步行入院。该患者孕 29 周早产，出生时体重 1.6kg，有产后窒息史。患儿出生后运动、智力发育与同龄儿童相比滞后。入院时能独坐，不能独站，辅助下可以行走，但呈剪刀步态，双膝屈曲，双足跟不能着地。体格检查：一般情况良好，双手精细动作稍差，双下肢肌张力高，关节活动度差，外展受限。辅助检查：头颅 MRI 示：①胼胝体发育不良伴多微脑回畸形；②脑白质发育不良。脑电图：广泛轻度异常。
　　请问：1. 该患者属于什么类型脑瘫？
　　　　　2. 如何进行作业治疗？

一、概述

（一）定义

　　脑性瘫痪（cerebral palsy，CP）简称脑瘫，是指出生前、出生时或出生后的一个月内，由于大脑尚未发育成熟，由各种原因引起的非进行性、永久性脑损伤所致的大脑功能不良综合征。主要表现为运动障碍和姿势异常。

（二）病因

　　1. 出生前的原因　染色体异常、风疹、梅毒、巨细胞病毒感染、放射线、一氧化碳中毒、妊娠中毒症及胎盘异常等。

　　2. 围产期的原因　颅内出血、早产、窒息、高胆红素血症及分娩外伤等。

　　3. 出生后的原因　中枢神经系统感染、头部外伤、呼吸障碍及心肺功能异常等。

（三）脑性瘫痪的功能障碍特点及临床分型

　　1. 脑性瘫痪的功能障碍特点　脑瘫后，可伴随多种障碍，其中生长发育障碍、智能障碍、癫痫、语言障碍、听觉障碍、视觉障碍、牙齿发育不良、行

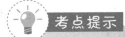
考点提示
脑性瘫痪的功能障碍特点

为障碍多见。康复效果与患儿的智力水平高低有密切关系；年龄越小效果越佳。

　　2. 临床分型

　　（1）痉挛型（spasticity）：也称高张力型，最常见。表现为肌肉僵硬，可见上肢屈曲，下肢内收或交叉成剪刀姿势。

　　（2）手足徐动型（athetosis）：最主要的特征为肢体的不随意运动。安静时消失，活动时出现。表现奇特，挤眉弄眼，手不能准确抓物，常向相反方向用力。头的控制能力差，颈部也有不随意运动，多有摄食及构音障碍。

　　（3）共济失调型（ataxia）：由于小脑损伤引起运动、感觉与平衡感觉障碍。表现为上下肢动作不协调，走路时摇晃不定，呈醉酒步态。

　　（4）低张力型（atonia）：也称软瘫，表现为全身肌张力低下，关节活动范围增大，该型患儿几乎没有维持姿势的能力。

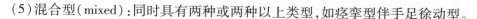

（5）混合型（mixed）：同时具有两种或两种以上类型，如痉挛型伴手足徐动型。

二、脑性瘫痪的康复评定

脑瘫儿童的康复评定包括对一般生长发育的评定，运动发育落后的评定，肌张力、肌力的评定，关节活动范围的评定，反射、姿势、平衡能力、协调能力的评定，言语功能、感知觉功能及日常生活活动能力的评定。具体详细评定方法参阅《康复评定技术》，本节只讨论脑瘫患者的手功能、步态及异常姿势和运动模式的评定。

（一）手功能评定

手是人们工作、玩耍和自理的工具，对接触环境、感受外界刺激具有非常重要的作用。精细运动功能障碍的孩子不能进行有效的手的活动，因而接触外界感觉信息的机会明显减少，影响认知发育水平。很多脑瘫患儿都有精细运动功能障碍，这些障碍又反过来影响他们的认知和总体运动功能康复。

（二）日常生活活动能力（ADL）评定

日常生活活动（ADL）是指人们为了维持生存及适应生存环境而每天必须反复进行的最基本的、最具有共性的活动。测试内容包括以下几个方面：个人卫生动作、进食动作、更衣动作、排便动作、步行动作等共 50 项，满分 100 分。

（三）脑瘫的步态

脑瘫患儿的异常步态最常见有剪刀步态、鸭行步态、公鸡步态、跳跃步态等，对患儿以后的步行会产生不利影响。步态分析在临床诊断、康复治疗中都起着重要作用。

1. 剪刀步态　步幅小而慢，双腿僵直，两脚向内交叉，行走时双膝互相摩擦，甚至两腿完全交叉，足下垂及内翻，呈剪刀状。剪刀步态常见于痉挛型脑瘫患儿，主要由于肌张力增加，腱反射亢进导致。

2. 鸭行步态　行走时挺腰凸肚，臀部左右摇摆如鸭行状，这是进行性营养不良的表现，也可见于佝偻病、先天性髋关节脱位。

3. 公鸡步态　站立时两大腿靠近，小腿略分开，双足似足尖站立。行走时像跳芭蕾舞样，呈足尖步行。见于脊髓病变，如炎症、截瘫等。

4. 跳跃步态　见于患有注射性臀肌挛缩症的小儿，是由于患儿在 1~2 岁期间肌内注射过多造成。表现为下蹲时两膝不能并拢，两腿必须分开，两侧髋关节呈外展、外旋姿势，犹如青蛙屈曲时的后肢；站立时，两下肢轻度外旋，不能完全并拢，呈"外八字"；行走时呈"八"字蹒跚步态；快步行走时，由于屈髋受限，步态呈跳跃状，故称之为跳步。

（四）脑瘫的异常姿势评定

1. 肌张力低下姿势

（1）蛙位姿势：俯卧位四肢屈曲紧贴床面，似青蛙状。

（2）W 形姿势：仰卧位四肢屈曲紧贴床面，形似 W 形。

（3）折刀状姿势：坐位时头、颈、躯干，极度前屈，似折刀状。

（4）倒 U 形姿势：用手水平托起患儿，可见躯干上凸，头及四肢自然下垂，似倒 U 形。

（5）躯干上凸姿势：水平托起患儿，可见躯干无力上凸，四肢紧张硬直。

（6）翼状肩姿势：俯卧位手支撑时，可见两肩胛骨突出，形似翼状。

（7）头后垂姿势：仰卧位拉起时，可见头后垂，不能竖直。

（8）缩头抬肩症：两手支撑腋下将小儿垂直提起时，可见两肩抬高，头后缩。

2. 肌张力增高姿势

（1）头背屈姿势：无论何种体位，都可见到头、颈过度伸展、背屈。

（2）角弓反张姿势：头、颈、躯干均出现过度伸展、背屈，形似弓状。

（3）上肢硬直伸展、手握拳。

（4）上肢内收、内旋，向后伸展。

（5）下肢内收、内旋，交叉伸展。

（6）六个月以后尖足站立。

（7）两下肢内收、股角（两下肢间的角度）小于90°。

（8）坐时常采取跪坐或双下肢硬直、躯干后倾坐。

（9）茶壶状姿势：坐位时一侧上肢固定伸展，另一侧上肢固定屈曲，形似茶壶。

3. 原始反射残存及非对称姿势

（1）TLR（紧张性迷路反射）姿势：俯卧位时，髋、膝关节屈曲于腹下、头贴床、面向一侧，呈臀高头低位。

（2）ATNR（非对称性紧张性颈反射）姿势：仰卧位头转向一侧，颜面侧上下肢伸展，后头侧上下肢屈曲。

（3）手、足徐动姿势：紧张时手、足、口及躯干等出现奇形怪状姿势，安静时可减轻或消失。

三、脑性瘫痪的作业治疗

脑性瘫痪患儿脑组织的损伤不会随着其年龄的增长而加剧，但若其存在的问题不能得到及时的干预和有效的解决，将会严重妨碍患儿日后的学习、工作、日常生活和娱乐。由于儿童的运动发育是和脑发育同步的，因此，为了不错过脑发育的最佳时期，脑瘫康复特别强调早期的技能训练。不能独坐、站、走的脑瘫儿童，母亲常将其抱在怀里。如果抱的姿势不正确，异常姿势得以强化，阻碍了正确姿势的形成，会影响脑瘫儿童的康复效果。

（一）屈肌张力增高患儿姿势

1. 异常姿势　全身屈曲内收，头前屈；躯干、肘屈曲；肩前屈；髋、膝屈曲、内收、内旋（图8-1）。

2. 姿势

（1）正确的抱法：一手放在患儿两腿之间，另一手从患儿一侧腋下通过，固定一侧肩关节，矫正患儿全身屈曲模式（图8-2）。

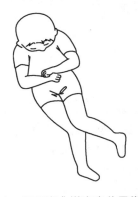

图8-1　屈肌张力增高患儿异常姿势

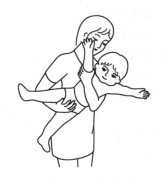

图8-2　屈肌张力增高患儿正确的抱法

（2）俯卧位：儿俯卧在床上，胸部下方垫枕头，使屈曲的躯干、髋、膝呈伸展位；踝关节背屈；上肢伸展（图8-3）。

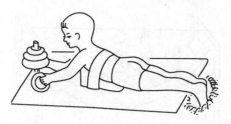

图8-3 屈肌张力增高患儿俯卧位姿势

（3）坐位：患儿坐位，治疗者在身后用双手控制双膝关节，使患儿躯干、膝关节、双上肢伸展。也可以让患儿骑跨在滚筒上，使其髋关节外展和膝关节伸展（图8-4）。

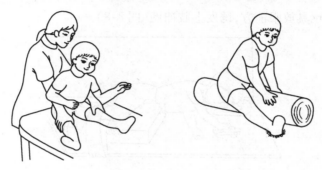

图8-4 屈肌张力增高患儿坐位姿势

（二）伸肌张力增高患儿姿势

1. 异常姿势　全身伸展、侧屈；躯干过伸展；肩关节内收、内旋；肘关节屈曲；腕关节掌屈、尺偏；手指屈曲；髋关节伸展、内收、内旋；踝关节内翻、跖屈（图8-5）。

2. 矫正姿势

（1）抱法：让患儿骑跨在母亲腰部，躯干略屈曲，趴在怀里，双手搭在母亲双肩上（图8-6）。

> 💡 **考点提示**
> 小儿脑瘫作业训练方法

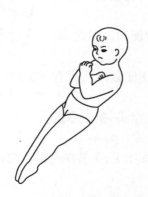

图8-5 伸肌张力增高患儿姿势

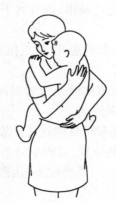

图8-6 伸肌张力增高患儿抱法

（2）仰卧位：将患儿放吊床上，上方挂玩具。这种体位可以有效地将过伸展的躯干屈曲（图8-7）。

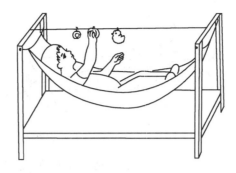

图8-7 伸肌张力增高患儿仰卧位姿势

（3）侧卧位：将玩具放眼前方，诱发上肢伸展（图8-8）。

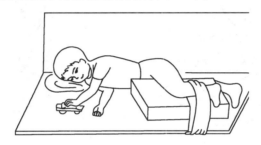

图8-8 伸肌张力增高患儿侧卧位姿势

（4）俯卧位时：不要垫枕头，让患儿的脸直接贴在床上，头转向一侧，双上肢屈曲外展。

（5）坐位：儿童髋关节、膝关节呈屈曲位，脚掌着地，治疗师用双手将其两腿分开，用前臂控制患儿，使其双肩内收，上肢伸展（图8-9）。

3. 注意事项

（1）怀抱脑瘫儿童时，应避免其面部靠近家长胸前，防止患儿丧失观察周围环境的机会。

（2）怀抱软瘫脑瘫儿童时，同样要使他头、躯干竖直，以防日后发生脊柱后突或侧弯畸形，也有利于训练脑瘫儿童的正确躯干立直姿势。

（3）张力过于低的患儿，缺乏抗重力和姿势维持能力。因此，最好采用仰卧位姿。

（4）家长每次抱脑瘫儿童的时间不宜过长，以便使脑瘫儿童有更多时间康复等训练。

（5）抱脑瘫儿童时要抑制其异常姿势，使脑瘫儿童头、躯干尽量处于或接近正常的位置，双侧手臂不受压。

（6）俯卧位时，不要垫枕头，让患儿的脸直接贴在床上，头转向一侧。要注意患儿的呼吸是否通畅。

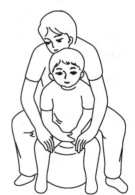

图8-9 伸肌张力增高
患儿坐位姿势

（三）手功能训练

对脑瘫患儿来说，上肢精细功能与粗大功能是相辅相成、互相影响的，只有先训练好了粗大运动技能,才到很好地支持精细运动技能。

1. 粗大运动训练

(1)促进手臂与肩胛带的分离

1)让患儿俯卧于治疗师的膝上,治疗师的手固定住患儿的肩胛带,鼓励其做伸手向前的运动。

2)患儿俯卧于地板上,做双手滚圆棒的动作。

3)患儿在俯卧位下,做双臂伸直、外展、后伸的动作。

4)患儿取侧卧位,做上肢在胸前的滑行性动作。

5)可利用拉锯、推刨具、投篮与传球动作进行肩关节屈伸训练。

6)利用书法、绘画、舞蹈的手势动作进行肩关节内收、外展训练。

(2)增加肩胛带的自主控制,提高上肢的稳定性

1)患儿取俯卧位,用双肘支起上身,做左右、前后的重心转移。

2)患儿俯卧在滚筒上,双手交替支撑,做向前、向后爬行的动作。

3)患儿维持手膝四点支撑姿势于摇板上,治疗师控制摇板,并做缓慢的晃动。

4)患儿俯卧在滚筒上,一手支撑于地面上,并在支撑臂的肩部施以适当的压力,另一手从事某一作业活动。

5)坐或站位下,患儿双手与治疗师的双手共持一根木棒,做对抗性推的动作。

(3)诱发肘关节伸直

1)肩胛带前伸,伸肘够物,或手握一硬的圆锥状物体去触碰前方某一目标。

2)患儿手握一端带有磁铁的柱状物,肘关节的伸直,去吸放在桌面上的金属物。

3)对于年幼的患儿,可将其抱坐于腿上,让其伸手去拍治疗师的手掌,注意姿势控制。

2. 精细动作训练 指导脑瘫患儿进行精细动作练习,目的在于训练手与大脑的协调能力、增强手的灵活性,从而提高患儿动手能力。

(1)练习用拇指和示指捏东西:在盘中放一些颗粒状物品,必要时,可将其余3指用胶带绑在一起。

(2)练习用患侧手拿物品:准备1~2个正方形积木,指导患儿用患侧手将其拿起。

(3)练习用患侧手抓物品:将较多玩具倒在地上,指导患儿用患侧手抓拿自己喜欢的玩具,重复多次,以进行抓拿练习。

(4)练习翻书动作:可将糖果、树叶等物品夹在书中,鼓励并指导患儿翻动书页以找到这些物品。

(5)练习握笔动作:指导患儿进行握笔练习,并逐步指导其进行写字、画画训练。

(6)其他练习:如拧瓶盖、搭积木、拿放玩具等练习,以增加手部灵活性。

3. 精细运动功能训练要点

(1)精细动作训练前先训练他们获得良好的坐位平衡与保持良好坐位姿势的能力。

(2)训练时可通过使用有趣的玩具和自己的五官来帮助他们练习视觉固定、视觉跟踪和手、眼的协调,并且经常与患儿保持视觉接触。最大限度地提高患儿生活自理能力,改善其感觉、认知能力,培养其学习与社会交往能力。

(四)日常生活自理能力训练

日常生活自理能力训练是脑瘫患儿康复的重要内容,也是康复的最终目的,其基本内容包括穿脱衣裤、梳洗、进食、如厕等。下面以进食、穿衣、梳洗训练为例介绍具体操作方法。

1. 进食训练　进食是孩子满足自身需要的能力之一。由于头部和身体控制能力较差，训练包括以下几个方面。

（1）进食体位：进食采取坐位，髋关节屈曲，上身前倾，避免头后仰，保持坐位稳定，食物来自于身体前方（图8-10、图8-11）。

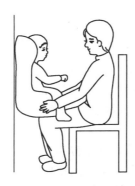
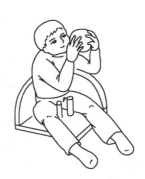

图 8-10　脑瘫儿童进食体位图

（2）进食训练：进食时面对患儿，用勺子将患儿舌头往下压，防止舌头将食物推出来，避免让患儿头向后倾。盘子下放一条湿毛巾是盘子不能在桌上滑动，勺子加粗手柄便于抓握。

（3）饮水训练：饮水时如果患儿不能闭嘴，治疗者可以压其下颌帮助吞咽，或将塑料杯子剪一缺口，使杯口不要碰到鼻子，喝水时头部不要向后仰（图8-12）。

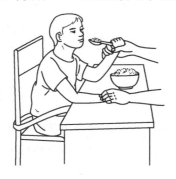
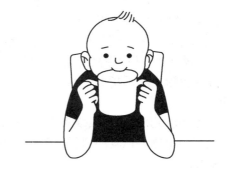

图 8-11　脑瘫儿童进食方法　　　　　　图 8-12　脑瘫儿童饮水方法

2. 穿衣训练　患儿要学习更衣，必须配合坐、立、手部动作基本稳定了，才能进行训练，还必须患儿能理解和配合。更衣训练可分为以下几个阶段进行。

（1）认识阶段：选训练服颜色单一，这样可以让儿童更清楚辨认领子、袖口和扣子。

（2）模仿穿衣阶段：治疗师先让患儿用圈圈练习穿脱衣服的动作，反复练习直到熟练。

（3）穿衣练习：穿衣过程中应尽量避免引起或加重痉挛。因此，给脑瘫患儿穿衣时要特别注意选择体位，如需要在卧位下穿衣时可选择俯卧位（图8-13）。然后是靠着物品坐稳

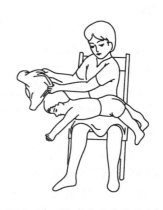

图 8-13　脑瘫儿童穿衣练习

穿衣→独立坐位穿衣→立位穿衣等进行。

3. 梳洗训练　个人卫生在生活自理方面占有非常重要的地位,包括:漱口、洗手、洗脸、梳头、剪指甲、洗澡等。脑瘫儿童梳洗训练:先让患儿知道头、面、五官等身体各个部位名称、位置以及方位如前后、上下、左右;熟悉常用的梳洗用具,如毛巾、牙刷、梳子等并教会如何使用;再训练患儿上肢活动和控制能力,特别是手部的抓握和精细动作的控制能力。

 知识拓展

病例分析

　　患儿,男,5岁,左侧上肢肘关节屈曲,指间关节屈曲障碍,对指对掌不能完成。手指分离动作差,手眼协调能力差,可使用勺子筷子进食,自行饮水,穿衣如厕等需在家人辅助下完成。

　　1. 功能评定　针对患儿的现有能力进行功能障碍评定,其项目有日常生活能力评定、运动系统功能评定、关节活动范围评定等。

　　2. 治疗方案　根据评定的结果制订适合患儿特点的训练方案,功能训练包括:

　　(1)加强上肢活动度及上肢力量训练,内容包括:上肢上举、向前平伸平衡棍、推磨砂板和手指屈曲力量训练器。

　　(2)精细活动训练,内容包括:五指抓握(着重示指屈曲)、套圈、积木练习手眼协调、拇示指捏物、使用正确姿势握笔书写(两点、三点连线、数字、图形)。

　　(3)日常生活活动训练,内容包括:穿衣训练(认识衣物里外,前后。在指令下完成穿脱马甲、外套的穿脱。戴帽子等动作)、洗漱训练(洗手洗脸,梳头发等)。

　　(4)认知训练,内容包括:定向力(认识前后左右,上下、等方位)、思维理解能力(图形的配伍和组合训练、加减法的简单运算)。

　　3. 分析　患儿训练两月余,可完成部分精细活动项目,正确姿势握笔两点,三点连线,画出直线和曲线。交叉穿鞋带。右手可完成手指阶梯训练。日后训练重点放在ADL和认知、社会适应方面。

　　在临床康复中,大多数脑瘫患儿上肢功能恢复比下肢慢,且最难恢复的是手功能。原因是手的动作最需大脑皮质控制,而且精细动作能否协调,还依赖有正常感觉。此外,在脑瘫患儿的早期康复治疗中,许多患儿家长往往比较重视患儿大运动的发育,而忽视患侧上肢和手的训练,但是,患侧上肢及手的功能障碍会影响身体其他部位功能的发挥,如上肢屈曲痉挛状态会妨碍平衡反应,影响步行及其他生活动作。因此,在治疗中,除了运动训练外,还要针对不同脑瘫儿童的具体情况,进行上肢功能恢复以及双手的精细作业动作,以提高脑瘫儿童上肢的协调配合能力和双手精细作业能力,从而达到生活自理的目的。

（马雪真　刘　敏）

第四节　手外伤的作业疗法

案例

　　段某,男,45 岁,因右手背部电锯伤,X 线显示第 2、3 掌骨骨折,手术后,右手背及右手食中指肿胀,右手示指中指活动明显受限,同时右腕关节活动受限功能,右手背瘢痕桡侧及右中指示指浅感觉明显减退。

　　请问:1. 该患者如何进行手功能评定?
　　　　　2. 针对疼痛、肿胀和关节活动受限如何进行作业治疗?

一、概述

(一) 手外伤的概念

　　手外伤的作业治疗是在手外科的诊断和处理的基础上,针对手功能障碍的各种因素,如瘢痕、挛缩、粘连、肿胀、关节僵硬、肌萎缩、感觉丧失或异常等,采取相应的作业治疗,使伤手得到最大限度的功能恢复,以适应每日日常生活活动、工作和学习。

(二) 手外伤的病因

　　1. 外伤　　烧伤、砸伤、切割伤、挤压伤、枪伤、撕脱伤、爆炸伤、咬伤等。

　　2. 继发性损伤　　类风湿关节炎、退行性关节炎、周围神经病变、中枢神经损伤、原发性肌病等引起的手功能障碍。

　　3. 先天性发育不良　　先天性手或上肢骨骼发育不良、脑神经发育不良等引起的手功能障碍。

(三) 手外伤的功能障碍特点

　　1. 水肿　　无论是创伤或炎症均会导致血管通透性增强,引起组织水肿。皮下组织、筋膜间隙、肌肉间筋膜和腱鞘、关节囊等为常见水肿部位,上述组织被浸于浆液素性渗出液内,如渗出液不及时被清除,将会造成肌肉和结缔组织的粘连、僵硬。此外,持续肿胀会诱发纤维蛋白沉积,导致韧带、关节囊等纤维组织的挛缩,加重关节活动障碍。

　　2. 疼痛与营养障碍　　手部表面的神经末梢非常丰富,加上腕管较紧,所以痛觉较显著。此外,滑膜、腱鞘和骨膜也都有神经末梢,外伤后会产生剧烈疼痛。外伤后还可出现神经的营养功能下降,出现手部血管运动紊乱、骨质疏松、肌萎缩、关节僵硬等症状,严重者称之为反射性交感神经营养不良综合征。

　　3. 关节僵硬　　持续肿胀后所导致的纤维蛋白沉积是关节挛缩、僵硬的主要原因;此外,外伤后手部的长期制动也可导致关节活动范围的进一步降低。临床常见的问题是掌指关节过伸和近端指间关节屈曲挛缩畸形。

　　4. 肌力和耐力下降　　许多日常生活活动有赖于肌肉的肌力和耐力,手功能损伤后常可导致手部肌肉肌力和耐力的下降,出现不同程度的日常活动障碍,常表现为手的抓握、持物及精细动作能力的下降。

　　5. 日常生活活动、工作能力下降　　由于手的功能直接影响到患者日常生活活动能力即工作能力,手外伤的功能障碍表现为日常生活和工作能力障碍。

二、手外伤的作业评定

（一）运动功能评定

1. 关节活动度的测量　使用量角器分别测量手指的掌指关节（MP）、近侧指间关节（PIP）和远侧指间关节（DIP）的主动及被动活动范围。

2. 肌力评定　采用徒手肌力评定和握力计、捏力计评定。包括手的握力评定；拇指分别与示、中、环、小指的捏力评定；拇指与示、中指三指的同时捏力评定；各指之间的侧捏力评定。

（二）感觉功能评定

1. 手指触觉、痛觉、温度觉和实体觉测定。

2. 两点辨别试验　正常人手指末节掌侧皮肤的两点区分试验距离为 2~3mm，中节 4~5mm，近节为 5~6mm。本试验是神经修复后常采用的检查方法，两点辨别试验的距离越小，越接近正常值范围，说明该神经的感觉恢复越好。

3. Moberg 拾物试验　让患者在睁眼下，用手拣拾物品（如钥匙、硬币、火柴盒、茶杯、纽扣、秒表等常用日常小物件），并放入木盒内，每次只能拣拾一件，用秒表记录患者完成操作所花费的时间。然后，让患者在闭眼下重复上述动作，并记录时间。假如患者的拇指、示指、中指感觉减退，或正中神经分布区皮肤感觉障碍，在闭目下很难完成该试验。

（三）灵巧性、协调性的测试

1. Jebson 手功能测试　主要评估手部日常生活活动能力。

2. 明尼苏达协调性动作测试（MRMT）　主要评估手部及上肢粗大活动的协调性与灵活性。

3. Purdue 钉板测试（the purdue pegboard test）　主要评估手部进行精细动作的操作能力。

上述三项测试的基本原理相同，即令受试者将物品从某一位置转移到另一位置，并记录完成操作的时间。手部活动的灵巧性、协调性既有赖于感觉和运动的健全，也与视觉等其他感觉灵敏度有关。

三、手外伤的作业治疗

（一）治疗目的

通过功能性作业活动训练、矫形器的使用及适应性代偿治疗，帮助患者恢复、增强手和上肢的功能，减轻创伤或疾病带来的不利影响，以促使患者尽早适应和参与家庭及社会生活，或重新参加工作。

（二）治疗方法

1. 肌腱损伤的治疗方法

（1）指屈肌腱损伤

1）康复早期：术后 1~4 周。在此期间既要制动休息又要防止肌腱粘连带来的不利影响。用背侧石膏托或低温热塑材料制作夹板固定伤手，维持腕关节屈曲 20°~30°；掌指关节（MP）屈曲 45°~70°；指间关节伸直位。也可使用动力型夹板，即将橡皮筋一端固定于各指末节或指甲上，另一端通过掌心的滑车后固定在前臂的屈侧上，于手术后 1~2 天开始在夹板内进行肌腱滑动练习。练习时要主动伸直指间关节，利用橡皮筋弹性回缩被动屈曲指间关节，禁止做主动屈曲指间关节、被动伸直指间关节的运动。为了防止近端指间关节屈曲挛缩,在练习间隙及夜间用橡皮条固定近端指间关节,使其保持伸直位。

2)康复中期:术后4~6周。动力夹板上的橡皮条可以拆除,患者在夹板的保护下,可进行辅助主动活动和被动活动,但不允许进行任何抗阻活动。治疗师做被动活动时动作要轻柔、缓慢,以防肌腱断裂。

3)康复后期:术后6~12周。此期着重进行主动运动、抗阻运动及大幅度的关节活动度训练,以促进手功能的恢复。如使用强度各异的海绵球、塑料、治疗泥进行练习,增强手的抓握能力;做各手指关节的伸展活动,增加肌腱滑动,减少粘连。选择或设置一些有针对性的作业活动,进行手指的灵巧性训练。

(2)指伸肌腱损伤

1)康复早期:术后4~6周。使用掌侧夹板固定,维持腕关节背伸30°~40°,掌指关节(MP)伸直。同时用橡皮筋牵拉伸直所有指间关节。在夹板范围内进行主动屈曲指间关节,利用橡皮筋弹性回缩被动伸直指间关节的活动,禁止做主动伸直指间关节、被动屈曲指间关节的运动。

2)康复中、后期:6周以后。去除夹板,开始进行主动伸指训练及抗阻力训练。将近端指间关节固定于完全屈曲位,然后让患者做屈曲和伸展掌指关节的活动,由于将伸肌的力量置于掌指关节,故有助于促进指伸肌腱功能的恢复。

2. 周围神经损伤的治疗方法

(1)正中神经损伤

1)固定:使用夹板或矫形器固定拇指于对掌位、手指及掌指关节呈屈曲位,以利于抓握。12周以后,用动力型弹簧圈夹板主动伸展示指与中指指间关节。用"虎口"系列夹板对抗矫正拇指虎口的挛缩。

2)治疗性作业活动:通过精细抓握训练(如刺绣、写字、绘画、拿小钉子)、粗大功能训练(如制陶、揉面、计算机、键盘游戏),以恢复拇指的稳定性及抓握功能。治疗后期,可进行提重物、做木工活等增强肌力的训练。

3)辅助具使用:使用书写辅助具、抓握辅助具,以帮助患者书写、持物等活动,预防虎口挛缩、维持对指抓握功能。

(2)尺神经损伤

1)固定和矫形器的应用:损伤后的"爪形手"可使用夹板或矫形器将掌指关节(MP)固定于屈曲位,防止掌指关节过伸和指间关节屈曲。

2)治疗性作业活动:通过圆柱状抓握、拇指侧捏和对掌、指间关节伸展、手指内收和外展等活动改善手的抓握能力、协调性及灵巧性。通过书写作业活动促进尺侧缘皮肤感觉功能的恢复。

(3)桡神经损伤

1)固定:使用夹板或矫形器将腕关节固定在伸展位,掌指关节伸展,拇指外展,以防止伸肌过度牵拉、协助手的抓握能力。或使用动力型夹板,借助于弹力橡皮筋或弹簧的牵引使掌指关节伸展。使用系列塑型夹板矫正腕关节畸形。

2)治疗性作业活动:通过制作陶器、擀面、打字、用刨子打磨刨光木板、飞镖游戏、挂在墙上的棋类游戏、桌上足球或篮球游戏等作业活动,以增加肌力、增强腕关节的稳定性、改善腕关节、手指关节的伸展及手的协调性。

3. 韧带及关节损伤的治疗方法

(1)韧带损伤

1）指间侧副韧带损伤：以近侧指间关节侧副韧带损伤发生率最高，且桡侧多于尺侧，多伴有掌板损伤。使用指背侧夹板将近侧指间关固定于15°～20°屈曲位，此种固定方式既可以起到强大的支持作用，又不妨碍掌指关节及远端指间关节的活动。制动时间一般为10～14天。如果关节不稳，至少需要制动3周。去除夹板后，使用弹力指套，将伤指和邻指连在一起1～2周，主动进行屈伸练习，但应避免向侧方活动，直至疼痛消失后，方可解除指套。

2）掌指关节侧副韧带损伤：示指至小指掌指关节侧副韧带损伤较多见，且桡侧多于尺侧。夹板设计从近侧指间关节至前臂中部，固定掌指关节呈45°～50°屈曲位，指间关节可以自由活动。制动时间一般为2～3周。去除固定后，开始进行掌指关节屈伸训练。

3）拇指掌指关节侧副韧带损伤：尺侧多见。使用夹板或矫形器固定拇指于45°～50°外展位，掌指关节轻度屈曲，允许指间关节自由活动。制动时间一般为5～6周。去除固定后，进行主动和主动辅助训练，逐渐增加训练强度。由于损伤的韧带到达稳定状态约需12周，因此训练方案应循序渐进。

（2）关节脱位

1）近端指间关节背侧脱位：使用夹板或矫形器固定指间关节呈20°～30°屈曲位。制动时间一般为3周。3周后，改用背侧阻挡夹板固定1～2周，限制近端指间关节过伸。在夹板范围内进行近端指间关节的主动屈曲活动。

2）近端指间关节侧方脱位：使用夹板或矫形器固定指间关节呈20°～30°屈曲位。制动时间一般为2周。然后将其与邻近指固定在一起1～2周，必要时使用背侧阻挡夹板限制近端指间关节过伸。在夹板范围内进行近端指间关节的主动屈曲活动。

3）近端指间关节掌侧脱位：此种脱位较少见。使用伸直夹板或矫形器固定指间关节于伸展位。制动时间一般为4～6周。然后在控制过度屈曲的夹板保护下进行功能锻炼，要注重关节的伸展训练。如训练之后伸指仍有困难，有必要进一步利用夹板以帮助功能恢复或纠正畸形。

（3）关节保护方法的应用：为减轻关节疼痛、预防关节再次损伤及变形，并且提供代偿的方法，帮助患者解决日常生活中的困难，应使用关节保护措施。关节保护措施应遵循以下原则：使用较大和有力的关节；避免关节长时间保持一个姿势；避免关节处于易变形的位置；活动与休息平衡；及时处理关节疼痛。在不同的关节保护时可运用以下的代偿措施：如避免用手指提重物时，可应用肘关节提重物；避免用手指挤牙膏，可应用手掌挤牙膏；避免用手指开关水龙头，可应用工具或长柄水龙头开关；避免用手指支撑身体，可应用手掌支撑身体；避免用手指拧毛巾，应将毛巾套在水龙头上或用手掌加压拧干；避免用手指推拉抽屉，可应用双手或辅助手柄推拉抽屉；避免用手指握菜刀，可应用直角刀柄刀；避免用手指旋转瓶盖，应用掌心加压的方式旋转瓶盖；避免用手指尖拿碗碟，应用双手托住碗碟；避免用手指系纽扣，应用纽扣辅助器或改纽扣为尼龙搭扣等。

4. 手部骨折的作业治疗

（1）掌骨骨折：使用夹板或矫形器固定腕关节呈20°～30°伸直位，掌指关节70°屈曲位，为防止畸形，指间关节一般不固定。制动时间一般为3～6周。制动1周后，指间关节先后进行被动运动及主动运动；没有受伤的部位，如手指、腕部、肘部、肩部等进行主动运动，以减少掌指关节挛缩。6周后，掌指关节逐渐进行被动运动及主动运动，在不诱发疼痛的前提下，掌指关节及指间关节的主动屈曲运动有助于手抓握能力的恢复。然后进行手握力、手指伸展能力、手指灵巧性及工作能力的训练。

（2）指骨骨折：近端指骨骨折，固定掌指关节呈70°屈曲位，近端指间关节呈90°屈曲位。

第八章 ‹‹‹ 常见疾病的作业疗法

制动时间一般为 4~6 周。中节指骨骨折，向掌侧成角者，固定远端指间关节呈 30° 屈曲位；向背侧成角者，固定远端指间关节呈伸直位。末节指骨骨折，固定近端指间关节呈 90° 屈曲位，远端指间关节呈伸直位。制动 3~5 天后，没有受伤的部位，如手指、腕部、肘部、肩部等进行抓球、运球及维持健指灵巧性的活动。固定去除后，进行伤指指间关节屈伸练习。

（3）拇指掌骨基底骨折：使用夹板或矫形器固定 3~6 周。固定期间，以健指的主动活动为主，可辅助伤手进行指间关节的屈伸运动。固定去除后，进行拇指外展、内收、对掌及屈伸练习，逐渐从被动运动到主动运动。

 知识拓展

病案分析

李某，男，35 岁，因外伤，右手活动不灵，入院检查 X 线显示第 2、3 掌骨骨折，现右手手掌部、示指、中指近端、远端关节肿胀，右手示指、中指活动明显受限，同时右腕关节活动受限，右手背浅感觉明显减退。

1. 功能评定

（1）运动功能评定：测量左右手的主动和被动关节活动度，左右对比。

（2）肌力评定：手指肌力评定。

（3）感觉功能评定：触觉、温度觉、两点辨别觉评定，左右对比。

（4）手的灵巧性测试：Jebson 手功能测试。

2. 作业治疗方案

（1）矫形器固定右腕关节。

（2）指间关节被动运动。

（3）没受伤关节主动运动。

（4）感觉训练。

（5）在不诱发疼痛的基础上进行手指灵巧性训练。

3. 分析　手外伤骨折的患者需要在内固定或外固定的基础上尽早的进行无痛范围的主被动运动，防止制动导致的废用综合征的发生。另外还要注意肿胀的消除训练，因为肿胀也会影响手的活动。

 本章小结

本章主要介绍了临床中常见疾病的作业治疗方法，对脑卒中患者、脊髓损伤患者、脑瘫患者以及手外伤患者的作业评定和作业治疗进行了详细介绍，在学习的过程中应掌握该疾病的常见功能障碍特点，针对具体障碍进行相应评定，并有目的性进行作业活动分析和作业治疗。常见疾病的康复不能仅仅停留在患者的身体功能障碍，应该注意要把患者的身体功能障碍与患者的生活、工作、学习结合起来考虑，作业治疗师应该是患者独立生活，重返家庭，重返社会的重要纽带，所以作业治疗师必须加强对疾病的认识，加强与患者或患者家属的沟通，了解患者的生活、工作需求，为患者真正回归家庭、回归社会提供帮助。

（马雪真）

156

目标测试

A1 型题

1. 不属于脑卒中运动功能评定的方法的是(　　　)
    A. Bobath 法　　　　　　　　B. Brunnstrom 法　　　　　C. 徒手肌力法
    D. 上田敏法　　　　　　　　　E. Fugl- Meyer 法

2. 脑卒中患者良姿位摆放,提倡(　　　)
    A. 仰卧位　　　　　　　　　　B. 侧卧位　　　　　　　　　C. 患侧卧位
    D. 健侧卧位　　　　　　　　　E. 无所谓什么体位

3. 脑卒中患侧临床上称之为过渡体位的是(　　　)
    A. 仰卧位　　　　　　　　　　B. 侧卧位　　　　　　　　　C. 患侧卧位
    D. 健侧卧位　　　　　　　　　E. 无所谓什么体位

4. 可以改善脑卒中患者上肢肌力的作业训练是(　　　)
    A. 包饺子　　　　　　　　　　B. 砂磨板　　　　　　　　　C. 编织
    D. 剪贴　　　　　　　　　　　E. 串珠

5. 脑血管意外的急性期康复治疗不包括(　　　)
    A. 预防呼吸道感染　　　　　　B. 良肢位摆放　　　　　　　C. 心理状态调控
    D. 平衡功能训练　　　　　　　E. 被动运动

6. 使用筷子夹持跳棋进行训练达不到哪项目的(　　　)
    A. 提高手的灵活性　　　　　　B. 提高 ADI 能力　　　　　C. 提高注意力
    D. 改善思维能力　　　　　　　E. 宣泄情绪

7. 改善肩肘屈伸的作业训练是(　　　)
    A. 在台面上推动滚筒　　　　　B. 粉刷　　　　　　　　　　C. 捏橡皮泥
    D. 捡拾珠子　　　　　　　　　E. 下棋

8. 改善手指精细活动的作业训练是(　　　)
    A. 滚筒　　　　　　　　　　　B. 砂磨　　　　　　　　　　C. 刺绣
    D. 拉锯　　　　　　　　　　　E. 打篮球

9. 促进前臂旋前旋后的作业训练是(　　　)
    A. 写大字　　　　　　　　　　B. 拧螺帽　　　　　　　　　C. 和面
    D. 刨木　　　　　　　　　　　E. 缝纫

10. 关于脊髓损伤患者的良姿位错误的是(　　　)
    A. 双上肢放在两侧的软枕上,肘屈曲
    B. 头下枕以薄枕,将头固定
    C. 腕关节保持30°到45°背伸位
    D. 肩胛下垫薄枕使双肩向前
    E. 手指自然屈曲

11. 尺神经损伤手会表现为以下哪种情况(　　　)
    A. "爪形手"畸形　　　　　　　B. "垂腕"畸形　　　　　　　C. "猿手"畸形
    D. "铲形手"畸形　　　　　　　E. 痉挛屈曲畸形

12. 桡神经损伤手会表现为以下哪种情况( )
    A. "爪形手"畸形　　　　B. "垂腕"畸形　　　　C. "猿手"畸形
    D. "铲形手"畸形　　　　E. 痉挛屈曲畸形

13. 中枢神经系统损伤手会表现为以下哪种情况( )
    A. "爪形手"畸形　　　　B. "垂腕"畸形　　　　C. "猿手"畸形
    D. "铲形手"畸形　　　　E. 痉挛屈曲畸形

14. 下列哪些项目不属于脑瘫儿童手眼协调的训练项目( )
    A. 搭积木　　　　　　　B. 拍手　　　　　　　C. 拼板
    D. 描　　　　　　　　　E. 插棍

15. 下列项目哪些不是脑瘫儿童 ADL 的训练内容( )
    A. 手功能训练　　　　　B. 穿衣　　　　　　　C. 吃饭
    D. 如厕　　　　　　　　E. 梳洗

A2 型题

患者男性,39 岁,因车祸致脑外伤入院神经外科进行手术治疗,病情稳定后转入康复科治疗。治疗师给予评估的结果:患者语言能力没有异常;时空定向力差;不能说出自己的住院床位号,治疗师告知正确床位号后患者能跟随复述,1 分钟后再问及患者的床位号时患者亦不能答对。

16. 这位患者可能存在何种认知障碍( )
    A. 记忆力障碍　　　　　B. 理解障碍　　　　　C. 交流障碍
    D. 口颜面失用　　　　　E. 注意力障碍

17. 根据患者的临床表现,哪一项评测适合对其进行评估( )
    A. 划消测验　　　　　　　　B. 同步听觉系列加法
    C. 连线测验　　　　　　　　D. Rivermead 行为记忆测试
    E. 空间结构测验

18. 对于该患者的认知障碍,哪项作业活动最有针对性( )
    A. 视觉扫描训练　　　　B. 环境适应　　　　　C. 游戏训练
    D. 辨认训练　　　　　　E. 图案配对训练

患者,×××,脑出血术后 2 个月,左侧偏瘫,从脑外科转入康复科,作业治疗师对其进行初次评价时发现:坐位平衡为Ⅰ级,坐位时躯干向健侧倾斜,脸偏向健侧,眼睛只注视健侧;家属诉说在进餐时只吃餐盘右侧的菜,需家属转动餐盘才能把菜吃完。

19. 这位患者可能存在何种认知障碍( )
    A. 偏盲　　　　　　　　B. 单侧忽略　　　　　C. 物体恒常性识别障碍
    D. 视觉失认　　　　　　E. 空间关系障碍

20. 根据患者的临床表现,哪一项评测针对性最差( )
    A. BIT　　　　　　　　B. FIM　　　　　　　　C. Barthel 指数
    D. Ayres 图形- 背景测试　　E. Albert 划线检查

21. 对于该患者的知觉障碍,哪种作业活动不是必需的( )
    A. 视觉搜索训练　　　　B. 餐具辨认训练　　　C. 基本动作训练
    D. ADL 训练　　　　　　E. 对左侧的感觉刺激

工伤患者,原是一名司机,45 岁,男性;车祸后致 C_2 以下感觉与运动功能完全丧失;日常活动需在轮椅中进行,治疗师给予评估后要对患者的家居环境改造提出建议。

22. 治疗师不需要提出的建议是哪一项(　　　)

　　A. 起居室的空间要求

　　B. 卧室的环境要求

　　C. 电梯的空间要求

　　D. 厕所和浴室的改造要求

　　E. 厨房的空间要求

简答题

脑瘫儿童手功能训练项目有哪些?

实 训 指 导

实训一　作业活动分析及设计

【实训目的】

1. 掌握作业活动的分析方法及作业治疗计划的制订。

2. 学会针对不同功能障碍患者设计一项日常作业活动,制订个性化作业治疗计划,指导患者开展作业疗法训练。

【实训准备】

1. 器械、物品

1)日常作业分析表格。

2)多段影视录像片段,内容涉及几种日常作业的情节:例如某些工作、家居活动、手功能活动等。

3)训练床、轮椅、训练桌、扶手椅;手工艺活动制作所需材料;日常生活活动所需衣物、餐具等。

2. 环境　康复实训室。

【实训学时】

2 学时。

【实训方法与结果】

（一）实训方法

1. 实训学生按照 3～4 人标准分组,分别负责模拟标准化患者、模拟治疗师角色,选择实训活动 1～2 项,活动内容以日常生活活动、娱乐休闲活动为主,如穿衣、进食、自我照料活动,或手工艺品制作、简单家务活动等。每组看一段电视录像。

2. 每组利用日常作业分析表分析该项作业活动的组成部分,列出 5～10 项最重要成分。

3. 设计 1～2 项训练活动,活动要包含所列出的最重要成分。但要与电视录像所播放的作业活动不同。

（二）实训结果

将"标准化瘫痪患者"的活动详细记录在活动分析表中并进行分析,并将分析结果记录在《活动分析表》中。

【实训评价】

1. 每组同学把分析结果及所设计训练活动向全班同学汇报。汇报前全班同学再看那段电视录像一次,进行讨论。

2. 最后根据小组活动项目的活动分析评定与分析表结果书写综述论文。

【注意事项】

1. 模拟患者的学生将瘫痪肢体用绷带绑缚固定，"治疗师"注意在"患者"进行困难的时候予以恰当的帮助，不可完全代替"患者"完成任务。

2. 也可到医院或康复中心对某位患者进行分析和设计。

（孙晓莉）

实训二　床上活动训练

【实训目的】

1. 能够自我体验瘫痪患者日常生活活动的困难并能对不同功能障碍的患者进行科学正确的床上活动训练。

2. 学会指导不同功能障碍的患者进行各种床上活动训练，提高其生活自理能力。掌握患者独立进行日常生活活动的技巧。

【实训准备】

1. 器械、物品　训练床、训练凳、多功能吊床、软枕。

2. 环境　康复实训室。

【实训学时】

2 学时。

【实训方法与结果】

（一）实训方法

1. 实训学生按照 3～4 人标准分组，分别负责模拟标准化患者、模拟治疗师角色。要求分别扮演偏瘫和截瘫患者。扮作瘫痪患者的学生，先保持瘫痪肢体不动，自行进行运动与转移活动，体验患者的困难。

2. 建议指导老师播放一些偏瘫、截瘫患者的活动特点视频短片，供实训学生参考。

3. 实训活动前，要求学生熟悉患者的功能障碍表现对日常生活活动所造成的困难，并提出解决问题的方法

4. 扮作治疗师的学生依次指导患者按下述步骤进行训练，然后互换角色继续进行训练。具体内容见教材正文。

（1）偏瘫患者的床上活动训练

1）偏瘫患者体位摆放

2）偏瘫患者翻身训练

3）偏瘫患者坐起训练

4）偏瘫患者床上移动

（2）截瘫患者的床上活动训练

1）截瘫患者体位摆放

2）截瘫患者翻身训练

3）截瘫患者徒手坐起训练

4）截瘫患者利用上方吊环坐起训练

5）截瘫患者床上移动

（二）实训结果

满分为100分。根据用品准备(5分)、内容表述(10分)、操作步骤(70分)、完成质量(10分)完成时间(5分)对参加实训的学生进行打分。

【实训评价】

1. 采取组内评价、全班评价、指导老师三者结合的评价方式。

2. 最终以参加实训学生的实际得分分五个等次综合评价,90分以上优秀,80~70分良好,70~60分一般,60分及格,60分以下不及格。

【注意事项】

1. 模拟患者的学生将瘫痪肢体用绷带绑缚固定,"治疗师"注意在"患者"进行困难的时候予以恰当的帮助,不可完全代替"患者"完成任务。

2. 也可到医院或康复中心对某位患者进行训练。

（孙晓莉）

实训三　转移训练

【实训目的】

1. 能够自我体验瘫痪患者转移活动的困难并能对不同功能障碍的患者进行科学正确的转移训练。

2. 学会指导不同功能障碍的患者进行各种转移训练、提高其生活自理能力。掌握患者独立进行日常生活活动的技巧。

【实训准备】

1. 器械、物品　训练床、训练凳、多功能吊床、轮椅、座椅。

2. 环境　康复实训室。

【实训学时】

2学时。

【实训方法与结果】

（一）实训方法

1. 实训学生按照3~4人标准分组,分别负责模拟标准化患者、模拟治疗师角色。要求分别扮演偏瘫和截瘫患者。扮作瘫痪患者的学生,先保持瘫痪肢体不动,自行进行运动与转移活动,体验患者的困难。

2. 建议指导老师播放一些偏瘫、截瘫患者的活动特点视频短片,供实训学生参考。

3. 实训活动前,要求学生熟悉患者的功能障碍表现对日常生活活动所造成的困难,并提出解决问题的方法

4. 扮作治疗师的学生依次指导患者按下述步骤进行训练,然后互换角色继续进行训练。具体内容见教材正文。

（1）偏瘫患者的转移训练

1）偏瘫患者辅助下由坐位到站位的转移

2）偏瘫患者独立由坐位到站位的转移

3）偏瘫患者床与轮椅之间的独立转移

4）偏瘫患者床与轮椅之间的辅助转移

（2）截瘫患者的转移训练

1）截瘫患者利用拐杖独立由轮椅站起

2）四肢瘫患者轮椅到床的辅助转移

3）截瘫患者地面到轮椅之间的独立转移

4）截瘫患者轮椅到地面之间的独立转移

（二）实训结果

满分为 100 分。根据用品准备（5 分）、内容表述（10 分）、操作步骤（70 分）、完成质量（10 分）完成时间（5 分）对参加实训的学生进行打分。

【实训评价】

1. 采取组内评价、全班评价、指导老师三者结合的评价方式。

2. 最终以参加实训学生的实际得分分五个等次综合评价,90 分以上优秀,80～70 分良好,70～60 分一般,60 分及格,60 分以下不及格。

【注意事项】

1. 模拟患者的学生将瘫痪肢体用绷带绑缚固定,"治疗师"注意在"患者"进行困难的时候予以恰当的帮助,不可完全代替"患者"完成任务。

2. 转移过程需注意患者安全,以最安全、最容易的方法为首选。

3. 辅助者应熟知患者病情,应时刻留意患者突然或不正常的动作,以免发生意外。

4. 也可到医院或康复中心对某位患者进行训练。

（孙晓莉）

实训四　自我照顾能力训练

【实训目的】

1. 能够自我体验瘫痪患者穿衣、饮食、洗漱等日常生活活动的困难并能对不同功能障碍的患者进行科学正确的自我照顾训练。

2. 学会指导不同功能障碍的患者进行各种自我照顾训练、提高其生活自理能力。掌握患者独立进行日常生活活动的技巧。

【实训准备】

1. 器械、物品

（1）训练床、训练凳、训练桌、轮椅、扶手椅等;

（2）日常生活所需的枕头、开衫、套头衫、裤子、袜子、鞋子等用品。

（3）洗漱用毛巾、牙刷、梳子、镜子、模拟操作卫生洁具等。

2. 环境　康复实训室。

【实训学时】

2 学时

【实训方法与结果】

（一）实训方法

1. 实训学生按照 3～4 人标准分组,分别负责模拟标准化患者、模拟治疗师角色。要求分别扮演偏瘫和截瘫患者。扮作瘫痪患者的学生,先保持瘫痪肢体不动,自我进行穿衣、饮食、洗漱等个人日常生活活动,体验患者的困难。

2. 建议指导老师播放一些偏瘫、截瘫患者的活动特点视频短片,供实训学生参考。

3. 实训活动前,要求学生熟悉患者的功能障碍表现对日常生活活动所造成的困难,并提出解决问题的方法。

4. 扮作治疗师的学生依次指导患者按下述步骤进行训练,然后互换角色继续进行训练。具体内容见教材正文。

(1)偏瘫患者的自我照顾训练

1)偏瘫患者穿、脱开襟上衣训练

2)偏瘫患者穿脱套头上衣训练

3)偏瘫患者坐位穿裤子训练

4)偏瘫患者进食、饮水训练

5)偏瘫患者洗漱训练

(2)截瘫患者的自我照顾训练

1)四肢瘫患者穿、脱开襟上衣训练

2)四肢瘫患者穿脱套头上衣训练

3)截瘫患者坐位穿裤子训练

(二)实训结果

满分为100分。根据用品准备(5分)、内容表述(10分)、操作步骤(70分)、完成质量(10分)完成时间(5分)对参加实训的学生进行打分。

【实训评价】

1. 采取组内评价、全班评价、指导老师三者结合的评价方式。

2. 最终以参加实训学生的实际得分分五个等次综合评价,90分以上优秀,80~70分良好,70~60分一般,60分及格,60分以下不及格。

【注意事项】

1. 模拟患者的学生将瘫痪肢体用绷带绑缚固定,"治疗师"注意在"患者"进行困难的时候予以恰当的帮助,不可完全代替"患者"完成任务。

2. 转移过程需注意患者安全,以最安全、最容易的方法为首选。

3. 辅助者应熟知患者病情,应时刻留意患者突然或不正常的动作,以免发生意外。

4. 也可到医院或康复中心对某位患者进行训练。

(孙晓莉)

实训五　手工艺品制作

【实训目的】

1. 掌握治疗性作业活动的作用,熟悉手工艺活动的设计方法,了解手工艺活动的应用原则。

2. 学生能够根据患者的躯体功能、认知功能、心理功能情况,独立设计作业治疗活动,书写活动分析报告。

一、剪贴画作业

【实训准备】

1. 器械、物品　剪刀、裁纸刀、笔、镊子、胶水、棉签、小木棍、各种丝线、彩纸、橡皮泥以及易拉罐、泡沫、大小不同的各种豆类、树叶等各种颜色的废弃材料。

2. 环境　康复实训室。

【实训学时】

2 学时。

【实训方法与结果】

（一）实训方法

1. 采集材料　采集不同形状和颜色的树叶,如多菱形的红色枫树叶、圆形的深绿色桦树叶、长形的黄色的柳树叶及椭圆的胡枝子叶等,以保证图案结构的多样化。另外,还可采集一些花瓣、叶梗、籽粒等。将采集好的原材料用吸水纸或旧报纸展平包好,使其干透。

2. 设计图案　选择合适画面需要的叶子,用镊子轻轻地放到画稿上摆放,在树叶背面涂上胶水,渐渐展平树叶,等胶水干透后即可。例如,贴一幅“蝴蝶戏花”的画面:可以选择红色的枫树叶重叠成蝴蝶的翅膀,用细的叶梗做成蝴蝶的两根触须,还可在枫叶上撒点细小的花籽作为蝴蝶翅膀上的斑点,用几片红色的玫瑰花瓣,相互叠放后形成花朵的形状,再在花朵下面粘贴两片绿色的玫瑰花叶,做成“蝴蝶戏花”的画面。

3. 工具的选择　手灵活性较好的患者,可用筷子或镊子加强难度进行操作以达到训练的目的。

4. 材料的选择　手功能差的患者为增强手部训练,可选用豆类等较细小材料进行操作,如选择花生米或芸豆或开心果壳来训练。

5. 工序的调整　在进行剪贴画活动时,可独自完成一幅画,也可多人合作完成,例如在构图、采集原材料、加工原材料、涂胶水、粘贴过程中,可让多位患者分工合作,以培养团队合作精神。

（二）实训结果

满分为 100 分。根据作品完成时间(20 分)、作品质量(20 分)、活动分析报告(60 分)对参加实训的学生进行打分。

【实训评价】

1. 采取组内评价、全班评价、指导老师三者结合的评价方式。

2. 最终以参加实训学生的实际得分分五个等次综合评价,90 分以上优秀,80～70 分良好,70～60 分一般,60 分及格,60 分以下不及格。

【注意事项】

1. 在采集原材料或加工原材料时要注意安全,尤其是需要登高采集树叶或花瓣时。

2. 注意保持环境卫生,加工后的废弃的材料不能乱扔。

3. 对于有呼吸系统疾患的患者,不要使用粉末状材料进行训练。

4. 原材料要尽量保持干燥,可以提高作品质量并易于保存。

5. 完成后的作品应置于干燥环境保存,注意防霉变和虫蛀。

二、剪纸

【实训准备】

1. 器械、物品　剪刀、刻板、刻刀、订书器、铅笔、橡皮、尺子、胶水、复写纸、彩色笔、各种纸,如单色纸、彩色纸、金箔纸、银箔纸、绒纸、电光纸等。

2. 环境　康复实训室。

【实训学时】

2 学时。

【实训方法与结果】

（一）实训方法

1. 将正方形纸对折、压平再进行折叠,折好后用订书器订好。

2. 在折好的纸面上画好图稿并用剪刀剪出需要的图案,打开折叠部分后一件剪纸作品就完成了。

3. 手抓握功能欠佳者可选用加粗手柄工具;手指伸展不良者使用带弹簧可自动弹开的剪刀;不能很好固定纸者可使用镇尺协助固定。

4. 材料的选择　为增强肌力可选较硬和较厚的纸;为增强手的灵活性可选折叠剪纸;手灵活性不佳者可选刻纸训练;为发泄不满情绪可选撕纸。

（二）实训结果

满分为 100 分。根据作品完成时间(20 分)、作品质量(20 分)、活动分析报告(60 分)对参加实训的学生进行打分。

【实训评价】

1. 采取组内评价、全班评价、指导老师三者结合的评价方式。

2. 最终以参加实训学生的实际得分分五个等次综合评价,90 分以上优秀,80～70 分良好,70～60 分一般,60 分及格,60 分以下不及格。

【注意事项】

1. 因所用剪刀或刻刀较为锋利,要注意避免损伤,尤其是手感觉障碍者。

2. 有攻击行为者可只选用撕纸而不用剪刀或刻刀,以免伤及他人或自伤。

3. 刻纸前要先检查刻刀是否牢固,刻纸时刻刀要垂直向下以提高产品质量和防止刻刀断裂伤人。

4. 剪好的图案应分开平放,不要互相重叠以免粘连、损坏,最好放在专门的文件夹内或夹于书内。

（李　卓）

实训六　其他治疗性的作业活动

【实训目的】

1. 掌握其他治疗性作业活动的操作原则及方法,如磨砂板作业、滚筒作业,木钉作业、拼图作业、串珠作业等。

2. 学生能够根据患者的功能障碍程度、残存功能情况,进行合理分析,制订适宜的作业活动计划并应用于临床。

一、磨砂板作业

【实训准备】

1. 器械、物品　木质台板、木质磨砂具、钢或木质台架。

2. 环境　康复实训室。

【实训学时】

2 学时。

【实训方法与结果】

（一）实训方法

1. 协调性训练　偏瘫患者可模仿木工作业中用砂纸磨木板的操作,进行上肢伸展运动训练,改善上肢粗大动作的协调性。

2. 关节活动度训练　患者利用磨砂具做上肢伸展、屈曲运动,训练上肢各大关节的关节活动度。

3. 肌力训练　通过在磨砂具木板底面不加砂纸、加砂纸或加不同粒度的砂纸,可在磨砂作业训练中获得不同的运动阻力,从而起到训练上肢肌力的作用。

（二）实训结果

满分为 100 分。根据用品准备(5 分)、内容表述(10 分)、操作步骤(70 分)、完成质量(10 分)完成时间(5 分)对参加实训的学生进行打分。

【实训评价】

1. 采取组内评价、全班评价、指导老师三者结合的评价方式。

2. 最终以参加实训学生的实际得分分五个等次综合评价,90 分以上优秀,80～70 分良好,70～60 分一般,60 分及格,60 分以下不及格。

【注意事项】

1. 保持正确的姿势。

2. 避免摔倒。

二、滚筒作业

【实训准备】

1. 器械、物品　滚筒、桌子、体操垫。

2. 环境　康复实训室。

【实训学时】

2 学时。

【实训方法与结果】

（一）实训方法

1. 滚筒训练包括筒滚动和肢体运动,主要训练头颈控制、上肢肌力、平衡功能及躯体旋转功能等。

2. 将滚筒放在桌上,用健肢带动患肢做前后滚动,训练上肢的关节活动及运动的协调性。

3. 放在垫子上,趴在上面,利用上肢做前后运动。

4. 滚动或仰躺上面,做背部按摩活动。

5. 脑瘫患儿俯卧于滚筒上,双上肢支撑于体操垫上,同时用玩具吸引患儿,诱其抬头,进行头颈控制训练。

6. 患儿俯卧于滚筒上,上肢伸直着地,下肢屈曲髋关节、膝关节,用四肢同时支撑身体,进行手膝位的支撑负重训练(滚筒高度应低于患儿上肢的长度)。

7. 患儿俯卧于滚筒上,治疗师握住患儿大腿向前滚动,以诱导患儿的双上肢出现向前的保护性伸展反应,用以支撑身体。

8. 患儿横卧于滚筒上，治疗师可用双手固定住患儿的髋部或躯干下部，慢慢转动滚筒使患儿分别向两侧倾斜，诱导出患儿上肢分别向两侧的保护性伸展反应。

9. 患儿骑跨坐在滚筒上，双脚平放在地面上，治疗师慢慢转动滚筒，使患儿躯干分别向两侧倾斜，诱发坐位的左右平衡反应。

10. 将滚筒置于桌面上，嘱偏瘫患者健肢带动患肢随筒滚动，以训练上肢粗大运动的协调性，增加上肢关节的活动度，同时缓解偏瘫患者的上肢痉挛。

11. 痉挛阶段的患者　嘱患者 Bobath 握手，上举上肢，并把双上肢置于滚筒之上，利用健侧上肢带动患侧上肢在滚筒上滚动。

12. 联带运动阶段的患者　嘱患者 Bobath 握手，上举上肢，并把双上肢置于滚筒之上，利用健侧上肢带动患侧上肢在滚筒上滚动，待肩关节能够前屈 90°且不伴随疼痛，上肢痉挛有所缓解之后，利用健侧手带动患侧前臂做前臂旋后运动。

（二）实训结果

满分为 100 分。根据用品准备（5 分）、内容表述（10 分）、操作步骤（70 分）、完成质量（10 分）完成时间（5 分）对参加实训的学生进行打分。

【实训评价】

1. 采取组内评价、全班评价、指导老师三者结合的评价方式。

2. 最终以参加实训学生的实际得分分五个等次综合评价，90 分以上优秀，80～70 分良好，70～60 分一般，60 分及格，60 分以下不及格。

【注意事项】

做好保护，预防患者摔伤。

（李　卓）

实训七　认知与知觉功能障碍的训练

【实训目的】

1. 能对常见认知与知觉功能障碍进行评估。

2. 学会常见的认知与知觉障碍进行有针对性的作业训练和治疗。

3. 能够书写作业治疗记录。

【实训准备】

1. 器械、物品　生活日用品实物、记忆训练图片、积木、拼图材料、木钉盘、OT 桌等。

2. 环境　康复实训室。

【实训学时】

2 学时。

【实训方法与结果】

（一）实训方法

1. 实训学生按照 3～4 人标准分组，分别负责模拟标准化患者、模拟治疗师角色。

2. 建议指导老师播放一些认知与知觉障碍患者的视频短片，供实训学生参考。

3. 实训活动前，要求学生熟悉患者的功能障碍表现，及其对日常生活活动所造成的影响，并提出解决问题的方法。

4. 扮作治疗师的学生依次指导患者进行下述训练，然后互换角色继续进行训练。具体内容见教材正文。

(1)注意障碍的评定与训练

1)注意障碍的评定方法(列举 3~5 种方法即可)

2)注意障碍的作业训练方法(列举 3~5 种方法即可)

(2)记忆障碍的评定与训练

1)记忆障碍的评定方法(列举 3~5 种方法即可)

2)记忆障碍的作业训练方法(列举 3~5 种方法即可)

(3)失认症的评定与训练(以单侧忽略为例)

1)单侧忽略的评定方法(列举 3~5 种方法即可)

2)单侧忽略的作业训练方法(列举 3~5 种方法即可)

(3)失用症的评定与训练(选择 1 种失认症即可)

(二)实训结果

满分为 100 分。根据用品准备(5 分)、内容表述(20 分)、操作步骤(30 分)、作业治疗记录(40 分)完成时间(5 分)对参加实训的学生进行打分。

【实训评价】

1. 采取组内评价、全班评价、指导老师三者结合的评价方式。

2. 最终以参加实训学生的实际得分分五个等次综合评价,90 分以上优秀,80~70 分良好,70~60 分一般,60 分及格,60 分以下不及格。

【注意事项】

1. 治疗师的指导语言应简洁明了。

2. 本实训内容较多杂,训练重点在于强调治疗策略的应用。

(张四春)

实训八　日常生活活动辅助器具

【实训目的】

1. 掌握　穿衣、修饰、进食、大小便管理和洗澡等辅助器具的选择与使用。

2. 熟悉　沟通障碍、视觉障碍、听觉障碍、学习与认知障碍等辅助器具选择与使用。

3. 学会针对不同功能障碍患者设计一些自助具,并教会患者使用。

【实训准备】

1. 器械、物品

(1)各种辅助器具实物。

(2)制作简易日常生活活动辅助器具的材料。

2. 环境　作业治疗室、模拟卧室和卫生间。

【实训学时】

2 学时。

【实训方法与结果】

(一)实训方法

1. 对日常生活活动辅助器具用途与选择进行介绍

2. 实训学生按照 4~6 人标准进行分组,每组选择制作一种辅助器具,如穿衣钩、穿袜器,餐具、洗浴、洗漱用品制作与改良,书写、阅读用具制作与改良。

3. 角色扮演练习,教师巡查。

（二）实训结果

将设计活动详细记录实验报告上,并撰写心得体会。

【实训评价】

1. 每组同学选出代表产品进行展示与操作示范,并向全班同学汇报。

2. 最后根据小组完成情况和出现的问题给予点评,实训结束时交实验心得体会,老师填写实训总结。

【注意事项】

1. 在角色扮演过程中,"治疗师"应充分注意"患者"的感受,对"患者"进行困难的时候予以恰当的帮助,不可完全代替"患者"的感受来完成任务。

2. 也可到医院或康复中心对某位患者进行分析和设计。

（王　芳）

实训九　助行器的使用

【实训目的】

1. 能够为不同下肢功能障碍的患者选配合适的助行器;

2. 学会指导患者使用各类助行器;并能够为下肢功能障碍的患者选择合适的轮椅尺寸。

【实训准备】

1. 器械、物品　手杖、腋杖、肘杖、前臂支撑拐、助行架、助行台、轮椅、卷尺、测量椅。

2. 环境　康复实训室。

【实训学时】

2 学时。

【实训方法与结果】

（一）实训方法

1. 实训学生按照 3～4 人标准分组,分别负责模拟标准化患者、模拟治疗师角色。

2. 实训活动前,要求学生熟悉各种助行器的适应证。

3. 扮作治疗师的学生依次指导患者进行下述训练,然后互换角色继续进行训练。具体内容见教材正文。

（1）杖类助行器的测量与使用方法

1）手杖

2）腋杖

3）肘杖

4）前臂支撑拐

（2）步行器的测量与使用方法

1）助行架

2）助行台

（3）轮椅测量

1）座高

2）座宽

3）座长

4）靠背高度

5）座垫到脚踏板距离

（二）实训结果

满分为100分。根据用品准备（5分）、内容表述（30分）、操作步骤（50分）、完成质量（10分）完成时间（5分）对参加实训的学生进行打分。

【实训评价】

1. 采取组内评价、全班评价、指导老师三者结合的评价方式。

2. 最终以参加实训学生的实际得分分五个等次综合评价，90分以上优秀，80~70分良好，70~60分一般，60分及格，60分以下不及格。

【注意事项】

1. 不同下肢功能障碍的患者选择助行器的种类、结构不同。

2. 轮椅测量参数要做记录，避免测量流于形式。

（张四春）

实训十　脑卒中的作业疗法

【实训目的】

1. 掌握脑卒中患者的常用作业评价方法、作业治疗计划制订及对患者实施作业治疗的方法。

2. 学会对脑卒中患者的作业活动功能进行评价，并根据患者的情况进行作业治疗计划的制订，能对患者开展相应作业治疗。

【实训准备】

1. 器械、物品　评价表、训练床、训练凳、记录笔。

2. 环境　仿真实训室。

【实训学时】

2学时。

【实训方法与结果】

（一）实训方法

1. 指导教师课前给学生们播放一些偏瘫患者的活动特点视频短片，给出一个病例，训练一些标准患者，供学生实训角色扮演。

2. 实训学生按照5~6人标准分组，分别负责模拟标准化患者和家属进行角色扮演，其他同学作为治疗小组进行实训。

3. 作为治疗小组的同学针对标准化的患者进行相应的作业治疗评价，然后进行组内讨论，与患者沟通评价结果。

4. 根据评价结果指定作业训练计划，并与患者进行沟通取得患者的合作。

5. 对患者进行作业治疗训练，训练过程中注意与患者的沟通。

6. 教师对每个小组的实训进行指导和点评。

（二）实训结果

满分为100分。根据用品准备（5分）、内容表述（10分）、操作步骤（70分）、完成质量

（10 分）完成时间（5 分）对参加实训的学生进行打分。

【实训评价】

1. 采取组内评价、全班评价、指导老师三者结合的评价方式。

2. 最终以参加实训学生的实际得分分五个等次综合评价,90 分以上优秀,80～70 分良好,70～60 分一般,60 分及格,60 分以下不及格。

【注意事项】

1. 模拟患者的学生应该足够了解患者的情况,指导教师在上实训课前应该训练好标准化患者,学生可以应付实训过程中的突发状况,标准化患者也可以由指导教师担任。

2. 条件允许最好到附属医院或康复中心对某位脑卒中患者进行评价和训练。

（马雪真）

实训十一　脊髓损伤的作业训练

【实训目的】

1. 掌握脊髓损伤患者的常用作业评价方法、作业治疗计划制订及对患者实施作业治疗的方法。

2. 学会对脊髓损伤患者的作业功能进行评价,并根据患者的情况进行作业治疗计划的制订,能对患者开展相应作业治疗。

【实训准备】

1. 器械、物品　评价表、训练床、起立床、记录笔等。

2. 环境　仿真实训室。

【实训学时】

2 学时。

【实训方法与结果】

（一）实训方法

1. 指导教师课前给学生们播放一些脊髓损伤患者的活动特点视频短片,给出一个病例,训练一些标准患者,供学生实训角色扮演。

2. 实训学生按照 5～6 人标准分组,分别负责模拟标准化患者和家属进行角色扮演,其他同学作为治疗小组进行实训。

3. 作为治疗小组的同学针对标准化的患者进行相应的作业治疗评价,然后进行组内讨论,与患者沟通评价结果。

4. 根据评价结果指定作业训练计划,并与患者进行沟通取得患者的合作。

5. 对患者进行作业治疗训练,训练过程中注意与患者的沟通。

6. 教师对每个小组的实训进行指导和点评。

（二）实训结果

满分为 100 分。根据用品准备（5 分）、内容表述（10 分）、操作步骤（70 分）、完成质量（10 分）完成时间（5 分）对参加实训的学生进行打分。

【实训评价】

1. 采取组内评价、全班评价、指导老师三者结合的评价方式。

2. 最终以参加实训学生的实际得分分五个等次综合评价,90 分以上优秀,80～70 分良好,70～60 分一般,60 分及格,60 分以下不及格。

【注意事项】

1. 模拟脊髓损伤患者的学生应该足够了解患者的情况,指导教师在上实训课前应该训练好标准化患者,学生可以应付实训过程中的突发状况,标准化患者也可以由指导教师担任。

2. 条件允许最好到附属医院或康复中心对某位脊髓损伤患者进行评价和训练。

(马雪真)

实训十二　脑性瘫痪的作业训练

【实训目的】

1. 掌握脑性瘫痪患儿的常用作业评价方法、作业治疗计划制订及对患者实施作业治疗的方法。

2. 学会对脑性瘫痪患儿的作业功能进行评价,并根据患者的情况进行作业治疗计划的制订,能对患者开展相应作业治疗。

【实训准备】

1. 器械、物品　肢体可活动的婴幼儿模型、评价表、训练床、记录笔等。

2. 环境　仿真实训室。

【实训学时】

2 学时。

【实训方法与结果】

(一)实训方法

1. 指导教师给学生们播放一段事先录制好的脑瘫患儿的活动特点视频短片,用多媒体打出病例的完整情况,让学生进行分析

2. 实训学生按照 5～6 人标准分组,同学针对指导教师给出的病例情况结合视频短片,进行相应的作业治疗评价,然后进行组内讨论。

3. 据评价结果制订作业训练计划。

4. 利用婴幼儿模型,针对患者进行作业治疗训练。

5. 教师对每个小组的实训进行指导和点评。

(二)实训结果

完成质量(10 分)完成时间(5 分)对参加实训的学生进行打分。

【实训评价】

1. 采取组内评价、全班评价、指导老师三者结合的评价方式。

2. 最终以参加实训学生的实际得分分五个等次综合评价,90 分以上优秀,80～70 分良好,70～60 分一般,60 分及格,60 分以下不及格。

【注意事项】

1. 指导教师要准备好视频材料和病例,课前可以给学生反复播放一些关于脑瘫患儿的视频资料,使学生充分了解脑瘫患儿的活动特点。

2. 条件允许最好到附属医院或康复中心对某位脊髓损伤患者进行评价和训练。

(马雪真)

参 考 文 献

1. 闵水平. 作业治疗技术. 北京:人民卫生出版社,2010.

2. 闵水平,孙晓莉. 作业治疗技术. 第2版. 北京:人民卫生出版社,2014.

3. 窦祖林. 作业治疗学. 北京:人民卫生出版社,2008.

4. 燕铁斌. 物理治疗学. 第2版. 北京:人民卫生出版社,2013.

5. 窦祖林. 作业治疗学. 第2版. 北京:人民卫生出版社,2013.

6. 燕铁斌,梁维松,冉春风. 现代康复治疗学. 广东:广东科技出版社,2012.

7. 于兑生,恽晓平. 运动疗法与作业疗法. 北京:华夏出版社,2002

8. 梁和平. 康复治疗技术. 北京:人民卫生出版社,2002.

9. 王刚,王彤. 临床作业疗法学. 北京:华夏出版社,2005.

10. 燕铁斌. 物理治疗学. 北京:人民卫生出版社,2008.

11. 胡军. 作业治疗技术. 北京:人民卫生出版社,2012

12. 齐素萍. 康复治疗技术. 北京:中国中医药出版社,2006.

13. 张建忠,孙晓莉. 作业治疗技术. 武汉:华中科技出版社,2014.

14. 王玉龙. 康复功能评定学. 第2版. 北京:人民卫生出版社,2014.

15. 燕铁斌. 康复医学与治疗技术习题精选. 北京:人民卫生出版社,2013.

16. 于兑生,恽晓平. 运动疗法与作业疗法. 北京:华夏出版社,2010.

17. 张济川. 康复工程和辅助技术的发展历程、内涵和理论基础. 中国康复理论与实践,2011.

18. 赵辉三. 假肢与矫形器学. 第2版. 北京:华夏出版社,2013.

19. 李奎成. 作业疗法. 广州:广东科技出版社,2009.

20. 卓大宏. 中国康复医学. 第2版. 北京:华夏出版社,2003.

21. 南登崑. 康复医学. 第4版. 北京:人民卫生出版社,2008.

22. 燕铁斌,窦祖林,冉春风. 实用瘫痪康复. 第2版. 北京:人民卫生出版社,2010

23. 刘梅花. 作业治疗学. 上海:复旦大学出版社,2009.

24. 王宁华,宋为群. 物理医学与康复秘要. 第3版. 北京:人民卫生出版社,2009

25. 吴淑娥. 作业治疗技术. 北京:人民卫生出版社,2010.

26. 石丽宏. 作业治疗技术实训指导. 北京:人民卫生出版社,2015.

27. 全国卫生专业技术资格考试专家委员会编写. 康复医学与治疗技术. 北京:人民卫生出版社,2013.

28. 宋玉兰. 康复技术专业实训教程. 北京:军事医学科学出版社,2010.

目标测试参考答案

1. B   2. C   3. A   4. A   5. A   6. E   7. A
8. E   9. E   10. ABDE   11. ABCD   12. ABCE   13. ABCD   14. ABCE

1. E   2. B   3. E   4. E   5. B   6. ABCDE   7. ABCDE
8. ABCE   9. ABCDE   10. ABCE

1. E   2. D   3. C   4. C   5. C   6. A   7. A
8. C   9. E   10. D   11. ABCE   12. BCE   13. ACE   14. ABCDE
15. ABCDE

1. B   2. C   3. C   4. A   5. E   6. B   7. B
8. E   9. ABCD   10. ABCDE   11. ABCDE   12. DE

1. C   2. B   3. D   4. C   5. D   6. C   7. B
8. A   9. D   10. AD   11. ABCDE   12. ABC

1. A   2. B   3. E   4. B   5. A   6. ABCDE   7. ABCDE
8. ADE

1. E   2. ABCDE   3. ABCDE   4. ABCDE   5. BCD

1. C   2. C   3. A   4. B   5. D   6. E   7. A
8. C   9. B   10. A   11. A   12. B   13. E   14. B
15. A   16. A   17. D   18. B   19. B   20. D   21. B
22. C

《作业疗法》教学大纲

一、课程性质

《作业疗法》是中等卫生职业教育康复技术专业一门重要的专业核心课程。本课程的主要内容包括作业疗法的基本理论、基本概念;常见的作业疗法基本操作技能,如日常生活活动能力训练、治疗性作业活动、认知与知觉功能障碍的训练、辅助技术等常用作业疗法的基本技能,以及常见病的作业疗法等。

本课程的主要任务是让学生掌握从事康复治疗工作所必备的作业治疗方法和技术,并力求在作业治疗临床实践中创造性并灵活地应用。能指导患者正确进行日常生活活动能力的训练。会合理运用作业治疗仪器设备指导患者进行功能训练。为学生进一步学习相关的专业知识和技能、提高全面素质、增强适应职业岗位和继续学习的能力打下一定的基础。

二、课程目标

通过本课程的学习,学生能够达到下列要求:

(一)职业素养目标

1. 具有良好的人文精神及较强法律意识,重视医学伦理,自觉尊重患者人格,保护患者隐私。

2. 具有良好的职业道德、服务意识,能将预防和治疗疾病、促进健康、维护大众的健康利益作为自己的职业责任。

3. 具有良好的人际沟通能力,能与患者及家属进行有效沟通,与相关医务人员进行专业交流。

4. 具有终生学习理念和不断创新精神。

5. 具有良好的团队意识,能与康复团队成员团结协作,共同为患者提供全面周到的康复服务。

(二)专业知识和技能目标

1. 具备作业疗法的基本理论、基本知识;作业疗法的治疗理念和原则。

2. 具有指导患者进行日常生活活动训练,改善、提高日常生活自理活动的能力。

3. 具有指导患者进行手工制作、文娱训练及书法绘画等治疗性作业活动训练的能力。

4. 具有指导感知、认知障碍的患者进行认知功能障碍的训练能力。

5. 具有指导患者进行手功能训练,改善手的精细、协调、灵巧性功能活动的能力。

6. 具有指导患者使用辅助具、助行具、及其他辅助性用品的能力。

7. 具有对患者进行职业活动方面的指导能力。

8. 具有对作业治疗室及设施进行初步管理的能力,能对常用的作业疗法器械和设备进行简单养护与常见故障排除。

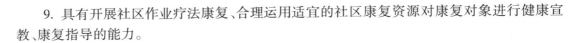

9. 具有开展社区作业疗法康复、合理运用适宜的社区康复资源对康复对象进行健康宣教、康复指导的能力。

三、学时安排

教学内容	学时		
	理论	实践	合计
一、作业疗法概述	2	2	4
二、日常生活活动能力训练	4	6	10
三、治疗性作业活动	4	4	8
四、认知与知觉障碍的作业疗法	6	2	8
五、自助具	2	2	4
六、助行器	4	2	6
七、矫形器	2	0	2
八、常见疾病的作业疗法	4	6	10
机动	2	0	2
合计	30	24	54

四、主要教学内容和要求

单元	教学内容	教学目标		教学活动参考	参考学时	
		知识目标	技能目标		理论	实践
一、作业疗法概述	（一）概述			理论讲授 角色扮演 情境教学 教学录像 教学见习 演示教学 启发教学 PBL 教学	2	
	1. 作业疗法的基本概念、目的、特点	掌握				
	2. 作业疗法与运动疗法的区别	熟悉				
	3. 基本内容	熟悉				
	（二）作业疗法的发展简史					
	1. 作业疗法的兴起与发展	了解				
	2. 我国作业治疗的发展	了解				
	（三）作业疗法的种类及作用					
	1. 种类	了解				
	2. 作用	熟悉				
	（四）作业活动的分析和治疗方法的选择					
	1. 作业活动的分析	熟悉				
	2. 作业治疗方法的选择	熟悉				
	（五）作业疗法的适应证、禁忌证及注意事项					
	1. 适应证	掌握				
	2. 禁忌证	掌握				
	3. 注意事项	熟悉				
	（六）作业疗法的处方	掌握				
	（七）常用作业疗法器械、设备	熟悉				

续表

单元	教学内容	教学目标		教学活动参考	参考学时	
		知识目标	技能目标		理论	实践
	实训1：作业活动分析		学会	临床见习 案例分析 技能实践		2
二、日常生活活动能力训练	（一）概述			理论讲授 角色扮演 情境教学 教学录像 教学见习 演示教学 启发教学 PBL教学	4	
	1. 概念	掌握				
	2. 训练目的	掌握				
	3. 训练内容	掌握				
	（二）床上活动					
	1. 良好肢位摆放	掌握				
	2. 床上翻身	掌握				
	3. 床上移动	掌握				
	4 坐起训练	掌握				
	（三）转移活动训练					
	1. 坐位与站立转移	掌握				
	2. 轮椅与床之间的转移	掌握				
	3. 转移训练的适应证与禁忌证	掌握				
	（四）自我照顾训练					
	1. 更衣训练	掌握				
	2. 进食训练	掌握				
	3. 梳洗训练	掌握				
	4. 如厕训练	掌握				
	（五）家务劳动训练和社会活动训练					
	1. 家务劳动训练	熟悉				
	2. 社会活动训练	熟悉				
	实训2：床上活动训练 实训3：转移训练 实训4：自我照顾能力训练		学会 学会 学会	临床见习 案例分析 技能实践		6
三、治疗性作业活动	（一）概述			理论讲授 项目教学 案例教学 角色扮演 情境教学 教学录像 教学见习 讨论教学 演示教学 启发教学 PBL教学	4	
	1. 概念及特点	掌握				
	2. 治疗作用	掌握				
	3. 分类	熟悉				
	4. 应用原则	掌握				
	（二）手工艺活动					
	1. 手工编织	掌握				
	2. 剪纸	掌握				
	3. 豆贴画	掌握				
	（三）治疗性游戏					
	1. 棋类游戏	熟悉				

单元	教学内容	教学目标		教学活动参考	参考学时	
		知识目标	技能目标		理论	实践
	2. 牌类游戏	熟悉				
	3. 迷宫	了解				
	4. 电脑游戏	了解				
	（四）改善躯体功能性训练					
	1. 磨砂板训练	掌握				
	2. 滚筒训练	掌握				
	（五）其他治疗性活动训练					
	1. 园艺	熟悉				
	2. 艺术活动	熟悉				
	3. 体育活动	熟悉				
	实训 5：手工艺品制作 实训 6：其他治疗性作业活动		学会 学会	临床见习 案例分析 技能实践		4
四、认知与知觉障碍的作业疗法	（一）概述			理论讲授 案例教学 情境教学 讨论教学	6	
	1. 认知与认知障碍	掌握				
	2. 知觉与知觉障碍	掌握				
	（二）注意障碍的作业治疗					
	1. 评定	熟悉				
	2. 作业治疗	掌握				
	3. 注意事项	熟悉				
	（三）注意障碍的作业治疗					
	1. 评定	熟悉				
	2. 作业治疗	掌握				
	3. 注意事项	熟悉				
	（四）知觉障碍的作业治疗					
	1. 失认症	熟悉				
	2. 失用症	熟悉				
	3. 躯体构图障碍	了解				
	4. 视觉辨别功能障碍	了解				
	实训 7：认知与知觉功能障碍的训练		学会	临床见习 案例分析 技能实践		2
五、自助具	（一）概述			理论讲授 角色扮演 情境教学 教学录像 演示教学 启发教学 PBL 教学	2	
	1. 概念	掌握				
	2. 种类	掌握				
	3. 功能	掌握				
	4. 使用注意	掌握				
	（二）自助具的应用					
	1. 选配流程	了解				
	2. 脑卒中患者常用的辅助器具	熟悉				
	3. 脊髓损伤患者常用的辅助器具	熟悉				

续表

单元	教学内容	教学目标		教学活动参考	参考学时	
		知识目标	技能目标		理论	实践
	4. 脑瘫患儿常用的辅助器具	熟悉				
	（三）常用的自助具					
	1. 穿衣辅助器具	熟悉				
	2. 进食辅助器具	熟悉				
	3. 如厕辅助器具	了解				
	4. 洗浴辅助器具	了解				
	5. 个人卫生辅助器具	了解				
	6. 书写、阅读及交流辅助器具	了解				
	7. 转移辅助器具	熟悉				
	8. 其他辅助器具	了解				
	实训 8：日常生活活动辅助器具		学会	临床见习 案例分析 技能实践		2
六、助行器	（一）概述			理论讲授 角色扮演 情境教学 演示教学 启发教学	4	
	1. 概念	掌握				
	2. 种类	掌握				
	3. 功能	掌握				
	4. 使用原则	掌握				
	（二）常用的助行器					
	1. 杖类助行器	熟悉				
	2. 助行架	熟悉				
	（三）轮椅					
	1. 轮椅的参数要点	了解				
	2. 轮椅处方	了解				
	3. 轮椅的选用	熟悉				
	实训 9：助行器的使用		学会	临床见习 案例分析 技能实践		2
七、矫形器	（一）概述			理论讲授 项目教学 案例教学 角色扮演 情境教学 教学录像 教学见习 讨论教学 演示教学 启发教学 PBL 教学	2	
	1. 概念	熟悉				
	2. 种类	熟悉				
	3. 功能	熟悉				
	4. 使用注意	熟悉				
	（二）矫形器的应用					
	1. 制作的基本材料	了解				
	2. 矫形器的临床应用及使用原则	了解				
	（三）常用的矫形器					
	1. 矫形鞋	了解				
	2. 下肢矫形器	了解				

续表

单元	教学内容	教学目标		教学活动参考	参考学时	
		知识目标	技能目标		理论	实践
	3. 上肢矫形器	了解				
	4. 脊柱矫形器	了解				
	5. 悬吊带	了解				
八、常见疾病的作业疗法	(一)脑卒中的作业疗法			理论讲授 案例教学 角色扮演 情境教学 教学录像 教学见习 讨论教学 演示教学 启发教学 PBL教学	4	
	1. 概述	熟悉				
	2. 脑卒中的作业评定	熟悉				
	3. 脑卒中的作业治疗	掌握				
	(二)脊髓损伤的作业疗法					
	1. 概述:概念、病因、功能障碍特点	熟悉				
	2. 脊髓损伤的作业评定	熟悉				
	3. 脊髓损伤的作业治疗	掌握				
	(三)儿童脑性瘫痪患者的作业治疗					
	1. 概述	熟悉				
	2. 脑性瘫痪的康复评定	熟悉				
	3. 脑瘫的作业治疗	掌握				
	(四)手外伤的作业疗法					
	1. 概述	熟悉				
	2. 手外伤的作业评定	熟悉				
	3. 手外伤的作业疗法	熟悉				
	实训10:脑卒中的作业疗法		学会	临床见习 案例分析 技能实践		6
	实训11:脊髓损伤的作业疗法		学会			
	实训12:脑性瘫痪的作业疗法		学会			

五、说明

(一)教学安排

本课程标准主要供中等卫生职业教育农村医学专业教学使用,第4学期开设,总学时为54学时,其中理论教学28学时,实践教学24学时,机动2学时。学分为3学分。

(二)教学要求

1. 本课程对知识部分教学目标分为掌握、熟悉、了解三个层次。掌握:指对基本知识、基本理论、有较深刻的认识,并能综合、灵活地运用所学的知识解决实际问题。熟悉:指能够领会概念、原理的基本含义,解释现象。了解:指对基本知识、基本理论能有一定的认识,能够记忆所学的知识要点。

2. 本课程重点突出以岗位胜任力为导向的教学理念,在技能目标分为能和会两个层次。能:指能独立、规范地解决实践技能问题,完成实践技能操作。会:指在教师的指导下能

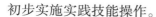

初步实施实践技能操作。

（三）教学建议

1. 本课程依据农村医学岗位的工作任务、职业能力要求,强化理论实践一体化,突出"做中学、学中做"的职业教育特色,根据培养目标、教学内容和学生的学习特点以及执业资格考试要求,提倡项目教学、案例教学、任务教学、角色扮演、情境教学等方法,利用校内外实训基地,将学生的自主学习、合作学习和教师引导教学等教学组织形式有机结合。

2. 教学过程中,可通过测验、观察记录、技能考核和理论考试等多种形式对学生的职业素养、专业知识和技能进行综合考评。应体现评价主体的多元化,评价过程的多元化,评价方式的多元化。评价内容不仅关注学生对知识的理解和技能的掌握,更要关注知识在临床实践中运用与解决实际问题的能力水平,重视职业素质的形成。